学校预防艾滋病健康教育师资培训教程

中学版

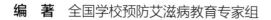

编　著　全国学校预防艾滋病教育专家组

主　审　陈　翔

主　编　马迎华　罗　丹　余毅震

编　委（按姓氏拼音排序）

陈晓东	广西中医药大学	韩　芳	昆明医科大学海源学院
黄思哲	中山市中小学卫生保健所	林　璜	南方医科大学
罗　丹	中南大学	马迎华	北京大学
彭　畅	重庆医科大学	祁甜甜	北京大学
夏卉芳	贵州师范学院	余毅震	华中科技大学
张持晨	南方医科大学	张维军	北京师范大学
朱　敏	昆明医科大学	朱桂因	北京大学

执行工作组　楫　浩　黄　玮　丁　慧　周　婵　高　雅

人民卫生出版社

·北京·

图书在版编目（CIP）数据

学校预防艾滋病健康教育师资培训教程 ：中学版 /
全国学校预防艾滋病教育专家组编著 ；马迎华，罗丹，
余毅震主编. -- 北京 ：人民卫生出版社，2025. 4.
ISBN 978-7-117-37790-4

Ⅰ. R512. 91

中国国家版本馆 CIP 数据核字第 2025NK2606 号

人卫智网	www.ipmph.com	医学教育、学术、考试、健康，购书智慧智能综合服务平台
人卫官网	www.pmph.com	人卫官方资讯发布平台

学校预防艾滋病健康教育师资培训教程（中学版）
Xuexiao Yufang Aizibing Jiankang Jiaoyu Shizi Peixun
Jiaocheng (Zhongxue Ban)

编　　著：全国学校预防艾滋病教育专家组
主　　编：马迎华　罗　丹　余毅震
出版发行：人民卫生出版社（中继线 010-59780011）
地　　址：北京市朝阳区潘家园南里 19 号
邮　　编：100021
E - mail：pmph @ pmph.com
购书热线：010-59787592　010-59787584　010-65264830
印　　刷：鸿博睿特（天津）印刷科技有限公司
经　　销：新华书店
开　　本：710×1000　1/16　　印张：18
字　　数：276 千字
版　　次：2025 年 4 月第 1 版
印　　次：2025 年 4 月第 1 次印刷
标准书号：ISBN 978-7-117-37790-4
定　　价：59.00 元
打击盗版举报电话：010-59787491　E-mail：WQ @ pmph.com
质量问题联系电话：010-59787234　E-mail：zhiliang @ pmph.com
数字融合服务电话：4001118166　　E-mail：zengzhi @ pmph.com

前言

青年兴则国家兴,青年强则国家强。为贯彻落实党中央、国务院决策部署,根据《"健康中国 2030"规划纲要》《中国遏制与防治艾滋病规划(2024—2030年)》《关于切实加强新时代学校预防艾滋病教育工作的通知》有关要求,进一步加强学校预防艾滋病教育,更好地指导中学和高校规范地开展预防艾滋病教育,强化青年学生对于社会主义核心价值观的认识,弘扬中华民族传统美德,使"每个人都是自己健康的第一责任人"的理念融入校园教育,促进身心健康,全国学校预防艾滋病教育专家组根据我国中学生和大学生的特点和需求,组织专家编写了《学校预防艾滋病健康教育师资培训教程(中学版)》(以下简称"中学版")与《学校预防艾滋病健康教育师资培训教程(高校版)》(以下简称"高校版"),期望为普通初中和高中、中等职业学校、高等职业院校及普通高校的预防艾滋病师资培训提供全面、规范、实用的教程。

本培训教程由培训课程基本信息、培训内容、参考文献和附件 4 个部分组成。本培训教程共六章,内容涵盖促进青春期健康、预防艾滋病、艾滋病与物质滥用的关系、青少年生活技能、尊重生命 平等关爱、参与式教学方法的教学设计与练习。

本培训教程秉承"授人以渔"的理念,具有三个显著的特点。一是将预防艾滋病教育架构于"以生活技能为基础"的综合素养和能力提升健康教育项目中,不仅关注性与生殖健康、艾滋病等相关知识传授,更强调有效交流、人际关系、协商决策等生活技能的培养,以及健康传播策略和方法的学习。二是以参与式培训方式为主要教学方式,坚持以学生需求为导向,强调运用角色扮演、案例研究、情景分析、小组讨论等参与式教学方法,充分调动和发挥参加培训者的积极性、主动性和创新性,着力培养运用参与式教学活动和工具分析问题和解决问题的能力。三是教程主体部分由"专题讲座"和"培训活动"构成,不仅为骨干培训师资提供了丰富的预防艾滋病健康教育核心知识，更为开展师资培训活动推荐了丰富多彩的培训活动形式，同时提供了培训活动的目的、活动所需时间、方法、活动准备和活动步骤等，并且为培训者提供了必要的培训教学素材和工具。

该教程的培训对象为中学和高校预防艾滋病、健康教育及相关课程培训教师，辅导员和学生工作者，以及校医院、心理中心、教务处、宣传部等部门老师，还包括其他从事艾滋病防治工作的骨干师资和医务人员。此外，本培训教程也可以作为科普读物，适用于对艾滋病防控工作感兴趣的社会公众。

本教程的开发和编写得到了杜蕾斯品牌的支持。在编写过程中得到了来自高校、疾病预防控制中心等专业机构专家的指导。本教程难免存在遗漏或不足之处，欢迎读者提出宝贵意见。

编者
2025 年 2 月

目录

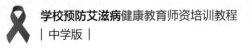
第四章

4 青少年生活技能

第五章

5 尊重生命　平等关爱

第六章

6 参与式教学方法的教学设计与练习

附录：分组方法

第一章

促进青春期健康

培训目标

1. 知识目标 熟悉自我健康管理的方法,理解男、女生青春期的第二性征变化以及心理变化特点,熟悉全面性教育的定义、分类及基本内容,掌握预防性侵害的方法。

2. 态度目标 认识现代健康观与自我健康管理,关注青春期健康;树立"每个人都是自己健康的第一责任人"的信念意识。

3. 技能目标 掌握分析"自我健康管理的思维导图"的能力;熟悉应对青少年咨询的策略与技巧;掌握青春期常见的健康问题并能解答;熟悉男、女生的青春期心理特点的区别及联系;掌握全面性教育的核心概念、主题与学习目标;分析可能发生性侵害的场景,熟练掌握拒绝和预防性侵害的知识与技能。独立完成相关案例教学活动,促进师生健康。

推荐学时

6 小时

培训内容

不同主题培训内容的培训方法及学时分配见表 1-1。

表 1-1 "促进青春期健康"培训内容

主题	推荐培训 / 教学方法	学时 / 小时
现代健康观	专题讲座、思维导图分析	1
青春期健康	猜词游戏、主题讨论、情景模拟讨论、专题讲座	1.5
全面性教育 (青少年阶段)	专题讲座、案例分析、思维导图分析、辩论赛活动、角色扮演活动	2.5
预防性侵害	专题讲座、拒绝技能练习	1
学时小计		6

关键词

现代健康观;自我健康管理;青春期健康;全面性教育;预防性侵害

核心信息

1. 在现代健康观的指导下开展自我健康管理。
2. 青春期的生理与心理健康。
3. 全面性教育的主题及要点。
4. 预防性侵害的手段,以及应对性侵害的策略。

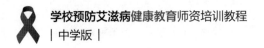

第一节　现代健康观

本节以"现代健康观"为核心,共计 1 小时。第一部分为现代健康观的专题讲座,该环节深入浅出地阐述现代健康观的定义,引导学员树立"每个人都是自己健康的第一责任人"的意识。第二部分是思维导图分析,通过直观的图形展示,将现代健康观的核心理念、构成要素及相互间的联系进行细致剖析。此部分旨在帮助学习者通过视觉化学习,加深对现代健康观的理解与记忆,厘清关键路径。本章节旨在促进学员对现代健康观念的深入理解,提升个人健康管理的综合能力,为后续其他章节内容的学习奠定理论基础。

一、专题讲座——现代健康观

(一)活动目的

帮助学员深入理解现代健康观,提升其将健康理念融入日常健康管理的能力。

(二)活动时间

25 分钟。

(三)活动方法

讲座、互动提问。

(四)活动准备

1. **物料准备**　电脑,投影仪,扩音设备,黑板或白板。准备 3 份学员提问小礼物。
2. **课件准备**　"现代健康观"课件。
3. **场地准备**　教室或会议室。

（五）活动步骤

1. 导入（3分钟）

（1）组织学员观看官方新闻报道或视频，导入思政元素，将以人民健康为中心、提升全民健康素养等元素贯穿课程相关环节，着重解读《中国青少年健康教育核心信息及释义（2018版）》中明确指出的"掌握正确的生殖与性健康知识，避免过早发生性行为，预防艾滋病等性传播疾病"等相关内容。

（2）头脑风暴：看完相关视频与材料，请学员们思考并探讨"什么是现代健康观？""为什么要增强健康意识，主动学习健康知识与技能，提升自身健康素养？"

💛 **教学提示**

　　头脑风暴阶段，培训教师鼓励学员一起回答，引发兴趣和关注，营造轻松的气氛，应避免点名式提问。若有不正确和不恰当的观点，须予以讲解和引导。

2. 核心知识讲解（15分钟）

教学案例

　　初中生小天沉迷网游和社交媒体，导致学业下滑、家庭关系紧张，并出现睡眠障碍、焦虑、抑郁及孤僻等心理问题，甚至有自残念头。据统计，截至2023年12月，我国青少年网民数量已突破2亿人。小天的案例显示，青少年问题性网络使用（problematic internet use，PIU）现象日趋严重，损害心理健康、影响社会适应和学业表现。

结合上述案例分析讲解核心信息。

（1）传统健康观认为，健康等于不生病，要保持健康就必须"以治病为中心"。

（2）现代健康观认为，健康是一种在身体上、精神上的完美状态，以及具有良好的适应力,而不仅仅是没有疾病和衰弱的状态,即健康包括躯体健康、心理健康、社会适应良好和道德健康。这种新的健康观念使医学模式从单一的生物医学模式演变为生物 - 心理 - 社会医学模式。大多数公众对于健康的典型认识是"生理机能正常,没有缺陷和疾病"。现代健康观认为,没有疾病只是健康的一个基本方面,主要是机体的正常状态,同时还包括心理健康和对社会、自然环境适应上的和谐。也就是说人的机体、心理与对社会、环境的适应能力均处于协调和平衡的状态,这就是新的完整而全面的健康概念。积极的现代健康观将社会、经济、政治、环境等影响因素综合考虑在内,把健康看作"强调社会资源和个人资源以及身体能力"的积极概念,并努力保持个人和群体"身体的、精神的和社会的完好状态"。

(3)自我健康管理强调"每个人都是自己健康的第一责任人"。青少年应学习并遵循"合理膳食、适量运动、拒烟拒酒、心理平衡"的健康四大基石,提升主动健康意识,培养自我健康管理能力。

3. **提问和小结(7分钟)**　培训教师简短归纳知识点,引导同学进入提问环节。

💗 **教学提示** ————————————————

　　培训教师站立讲解,及时观察全体学员的听课情况,穿插互动。回答正确的3位学员每人发1份小礼物。若有不正确和不恰当的观点,应在小结时系统地予以讲解和引导。

————————————————

二、思维导图分析活动——如何在现代健康观的指导下开展自我健康管理

(一)活动目的

帮助学员掌握在现代健康观指导下全面开展自我健康管理的思维脉络和方法技巧,提升其健康素养和自我管理能力。

(二)活动时间

35 分钟。

(三)活动方法

小组思维导图分析。

(四)活动准备

1. **物料准备** 根据参训学员及分组情况,每组 1 ~ 2 张大白纸(70cm×100cm)、红 / 黑 / 蓝 3 色油性记号笔各 1 支,双面胶,笔记本电脑和投影仪,黑板或白板,酌情准备扩音设备。

2. **课件准备** "现代健康观"小结内容。

3. **场地准备** 培训教室,桌椅可根据实际需要进行移动。

(五)活动步骤

1. **导入(3 分钟)** 此处由培训教师参考并自行选择本教材可供参考的分组活动(见附录),作为本节课程的导入活动。

2. **说明讨论主题和要求(5 分钟)**

(1)培训教师在大白纸或课件投影上写下讨论主题——如何在现代健康观的指导下开展自我健康管理?

(2)每组以在原有思维导图基础上进行补充或者重新绘制的方式进行讨论。要求组员积极参与,发表想法和观点,设计和画出思维导图。由 1 名组员代表全组汇报。

(3)培训班志愿者协助培训教师给每组分发大白纸和记号笔。

💙 **教学提示**

思维导图可参考图1-1。

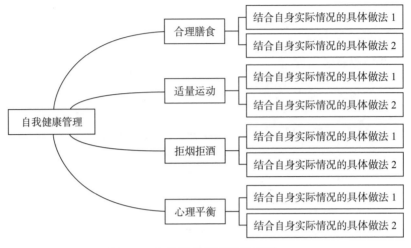

图 1-1 自我健康管理思维导图

3. 小组讨论环节(15 分钟) 培训教师巡视讨论过程,鼓励组员参与发言。了解学员们的认知和观点,不作现场解答和评判,在小结中"有的放矢"地加以澄清和引导。

4. 分享汇报(10 分钟) 根据培训班规模大小,可采取每组或其中几组汇报的方式,每组汇报时间不超过 2 分钟。在地上或墙上集中展示小组成果。

5. 培训教师小结(2 分钟) 培训教师可以先称赞每个小组的作品不仅独具匠心,也充分体现了学员的用心与创意。接下来,培训教师回顾本节的教学重点,鼓励学员将所学知识应用到日常生活中,坚持实践"合理膳食、适量运动、拒烟拒酒、心理平衡"的健康生活原则,对自己的健康负责,不断增强个人的健康意识,提升自身的健康素养。

💙 **教学提示**

培训教师简短归纳各组分享的观点,不作评判,每一个观点都有价值。如有不正确和不恰当的观点,在小结时系统地给予讲解和引导。

以上的小结内容仅提供一个思路,培训教师可以自己设计和撰写小结内容。

时间仅供参考,在操作过程中超时情况很常见,不必拘泥于时间问题。

知识拓展

1. 在国家卫生健康委员会2018年9月25日例行新闻发布会上,时任中国健康教育中心党委书记、主任李长宁提到:人民健康是民族昌盛和国家富强的重要基础,我们党和政府高度重视人民健康。青少年是国家的未来和民族的希望,促进青少年健康也是我们实施健康中国战略的重要内容。近年来,国家出台了一系列法律法规、政策制度、规范和标准,建设有利于青少年健康成长的环境,营造有利于青少年健康成长的文化和社会氛围。在全社会的共同努力下,青少年健康意识逐步得到增强,主动学习健康知识和技能,提升自身健康素养。

上述新闻发布会内容可在中国政府网上进一步补充阅读——国家卫生健康委员会新闻发布会解读青少年健康的核心信息。

2. 2016年8月,习近平总书记在全国卫生与健康大会上发表重要讲话,提出:要倡导健康文明的生活方式,树立大卫生、大健康的观念,把以治病为中心转变为以人民健康为中心,建立健全健康教育体系,提升全民健康素养,推动全民健身和全民健康深度融合。

3. 合理膳食 合理搭配是平衡膳食的保障。《中国居民膳食指南(2022)》提出了平衡膳食八准则:①食物多样,合理搭配;②吃动平衡,健康体重;③多吃蔬果、奶类、全谷、大豆;④适量吃鱼、禽、蛋、瘦肉;⑤少盐少油,控糖限酒;⑥规律进餐,足量饮水;⑦会烹会选,会看标签;⑧公筷分餐,杜绝浪费。

《中国学龄儿童膳食指南(2022)》核心推荐:主动参与食物选择和制作,提高营养素养;吃好早餐,合理选择零食,培养健康饮食行为;天天喝奶,足量饮水,不喝含糖饮料,禁止饮酒;多户外活动,少视屏时间,每天60分钟以上的中高强度身体活动;定期监测体格发育,保持体重适宜增长(注:学龄儿童是指从 6 周岁到不满 18 周岁的未成年人)。

4. 适量运动 《中国人群身体活动指南(2021)》指出"动则有益、多动更好、适度量力、贵在坚持;减少静态行为,每天保持身体活跃状态;身体活动达到推荐量;安全地进行身体活动"。该指南也对 6 ～ 17 岁儿童青少年身体活动提出了如下建议:①每天进行至少 60 分钟中等强度到高强度的身体活动,且鼓励以户外活动为主。②每周至少 3 天肌肉力量练习和强健骨骼练习。③减少静态行为。每次静态行为持续不超过 1 小时;每天视屏时间累计少于 2 小时。

5. 拒烟拒酒 吸烟有害健康,吸烟者患各种癌症(尤其是肺癌)、心脏病、呼吸系统疾病、脑卒中及其他致死性疾病的风险显著增高。被动吸烟有害健康。被动吸烟又称吸二手烟,是指不吸烟者吸入吸烟者呼出的烟雾。二手烟中含有多种有害物质,能使非吸烟者的冠心病风险增加 25% ～ 30%,肺癌风险增加 20% ～ 30%。无节制地饮酒会使食欲下降,食物摄入量减少,以致发生多种营养素缺乏、急慢性酒精中毒、酒精性脂肪肝,严重时还会造成酒精性肝硬化。过量饮酒还会增加患高血压、脑卒中和某些癌症等疾病的风险,并可导致事故及暴力的增加,危害个人健康和社会安定。

6. 心理平衡 是指人们心理上一种和谐、安宁、相对稳定的情绪情感状态。然而这种平衡状态会因主观条件和客观环境的影响而被打破。心理平衡应做到三个快乐、三个正确、三个平衡。①三个快乐:助人为乐、知足常乐、自得其乐。②三个正确:正确对待自己、正确对待他人、正确对待社会。③三个平衡:奉献社会与品味人生,事业追求与平常生活,专业技能与业余爱好。

第二节 | 青春期健康

本节内容旨在提高青少年对性健康的认识，帮助他们更好地理解并应对青春期的变化。"青春期健康"主题共 1.5 个小时：首先用猜词游戏引入主题，通过器官来认识"我"的身体；其次用主题讨论——青少年性健康现状，以青少年面临的青春期变化、风险与挑战、校园性教育开展现状等为议题展开小组讨论，引导学员聚焦青少年青春期变化和挑战应对，或备选进行情景模拟讨论——青春期变化带来的困惑，分为"自慰""体相焦虑""色情片""不开有关性的玩笑"等，集中解决青少年青春期的健康困惑，引导探讨合理的教育方式方法；最后是专题讲座——青春期变化，全面系统地讲解青春期的生理、心理和社会关系的变化。

一、猜词游戏——认识我的身体

（一）活动目的

通过生殖器官卡片的猜词游戏，迅速让学员在游戏的氛围中解除对性器官词语的敏感度，认识身体器官，为后续引入青春期的生理、心理和社会关系的变化等深入学习奠定基础。

（二）活动时间

15 分钟。

（三）活动方法

卡片互动游戏。

（四）活动准备

1. **物料准备** 生殖器官名称卡片、男女生殖器官图。
2. **场地准备** 培训教室，可移动的桌椅。

（五）活动步骤

1. 导入（3分钟） 在黑板上写下"器官"两个字,让学员们快速联想到人体有哪些器官;引出"生殖器官"的概念,介绍它和人体其他器官一样,也是人体的一部分,有它特殊的功能。

2. 说明猜词的规则和要求（6分钟） 培训教师将各个器官的名称写在卡片上,其中有一半左右是生殖器官名称。生殖器官名称卡片参考:输精管、睾丸、前列腺、膀胱、尿道、阴茎、阴囊、输卵管、子宫、卵巢、宫颈、尿道口、阴道、阴道口、大阴唇、小阴唇。

将所有学员分成2～3个小组,每组轮流派出一名同学,将一张卡片贴在其背上,不允许其看见,然后让同组的组员给出提示,在10秒内猜出背后卡片上的词语,但是不允许提到卡片上的任意一个字;在规定时间内,看哪一组回答的正确答案多。胜出的小组给予小奖励。

3. 挂图讲解（4分钟） 分别挂出男性和女性的生殖器官图,介绍各个部分的名称和作用。

4. 培训教师小结（2分钟） 培训教师可视学员课堂表现情况,参考以下要点进行教学活动小结。

◇青春期是青春发育期的简称,是人的一生当中生殖器官从幼稚到成熟,从开始发育到发育成熟的过渡时期,是以出现第二性征为起点,在生理、心理、社会关系上出现重大变化的阶段。

◇男女之别在于生理结构不同,各有其独特的功能和作用,这种生理性别差异是客观存在的,不应该成为评价一个人价值或能力的标准,每个人都应受到平等的尊重和对待。

◇不论男性还是女性,除了要清楚生殖器官的名称和作用外,还要了解异性性器官的功能等知识,减少因对异性的身体不了解而产生的好奇与探索。

◇男女生殖器官各有科学的名称,正如身体上的任何其他器官一样,避免用负面的代名词来表述。

◇注意性器官的清洁卫生,不要以性器官的名称开玩笑。

◇强调要对异性保持尊重的态度,不能故意侵犯他人身体这些隐私部位。

二、主题讨论——青少年性健康现状

(一)活动目的

通过小组讨论,对当前青少年的性健康状况有更全面的认识,为在学校开展性健康教育提供信息支持,帮助学员更全面地认识青少年性健康状况。

(二)活动时间

30 分钟。

(三)活动方法

小组讨论与交流。

(四)活动准备

1. **物料准备** 黑板或白板、大白纸、马克笔。
2. **课件准备** 青春期变化对比图。
3. **场地准备** 教室或会议室,可移动桌椅。

(五)活动步骤

1. **导入(2 分钟)** 可以通过数据或者案例,引入当前青少年性教育的状况。根据分组方法(见附录)、分组需要将学员分成 4 组。

💜 **教学提示** ─────────────────────

如果是较长时间的学习班,可以沿用固定分组,这样小组成员之间相互了解程度较高。

───────────────────────────────

2. **说明讨论主题和要求(4 分钟)**

(1)将下列问题分别写在大白纸上,张贴在四周墙壁上。

1)青春期会有哪些变化?

2)现在的青少年在性健康方面面临的挑战和问题是什么?

3）青少年在性健康方面的需求有哪些没有被满足？

4）学校开展青春期教育有哪些优势和不足？

（2）每组自选一个主题进行讨论，每组讨论时间为 8 分钟。要求组员积极参与并发表想法和观点，由 1 位组员在大白纸上记录讨论内容，1 位组员代表全组汇报。

（3）培训班志愿者协助培训教师给每组分发大白纸和记号笔。

3. 小组讨论环节（12 分钟） 培训教师巡视讨论过程，鼓励组员参与发言。了解学员的认知和观点，不作现场解答和评判，在小结中"有的放矢"地加以澄清和引导。

4. 分享汇报（10 分钟） 每组汇报时间不超过 2 分钟。在地上或墙上集中展示小组成果。

5. 培训教师小结（2 分钟） 总结每一小组的观点，引入青春期的变化和学校开展性健康教育的策略方法等。

三、情景模拟讨论——青春期变化带来的困惑（备选）

（一）活动目的

此活动通过情景模拟，真实还原校园中青少年面对青春期生理、心理、社会关系等变化出现困惑进而向培训教师咨询的场景，学员在模拟中认识到咨询过程中应该具备的知识、态度和技能。

（二）活动时间

25 分钟。

（三）活动方法

情景模拟与讨论。

（四）活动准备

1. 物料准备 情景提示卡（提示卡数量等同于小组数量），红、黄、白三色纸卡,马克笔等。

2. **提前准备** 情景提示卡提前交给小组成员,要求各组选择对应人员出演。

3. **场地准备** 教室或会议室,可移动桌椅。

(五)活动步骤

1. **导入(2分钟)** 进入青春期后,因为生理的变化,青少年会陷入"我正常吗?"等疑问,也会对青春期的生理、心理、关系等产生困惑,培训教师从现有学员中选了几个案例,已经提前交给各小组,各小组也进行了排练,现在请按小组顺序进行排演,每组4分钟。

2. **情景模拟与讨论(15分钟)** 情景模拟演出后,其他小组分别举手中的三色卡,三色卡代表不同的意义:红色代表"普遍存在,亟须进行的",黄色代表"部分存在,可以择期进行的",白色代表"极少数人存在,不急的",判定该情况在青少年青春期的存在状况。

3. **引导与讨论(3分钟)** 培训教师可以用问题引导讨论,如"这小组演了什么""反映了青少年在青春期的哪些问题或困惑""你有什么好建议/反馈/疑问"。

情景模拟剧本参考

剧本1:《小明的困惑》

场景设定:初中教室,课间休息时间。

角　色:小明——14岁的初二男生,性格内向,对生理知识了解不多。

小华——小明的同桌,性格开朗,对性教育有一定了解。

老师——性教育课程的教师,知识渊博,态度和蔼。

[情景开始]

小明独自坐在座位上,显得有些焦虑和困惑。

小明(自言自语):最近我发现自己有时候……会……(停顿,显得难以启齿)哎,这是怎么回事?

小华注意到小明的不安,走过来关心地询问。

小华:嘿,小明,你怎么了? 看起来有点烦恼啊。

小明(尴尬地):我……我不知道该怎么说,就是关于……身体的一些变化。

小华理解地点点头,示意小明继续说下去。

小明:我最近开始……自慰,然后感觉很困惑,不知道这是不是不正常。

小华(认真地):哦,这其实很正常的,我们每个人都会经历这些。关键是要了解它,知道如何健康地对待。

此时,老师走进教室,注意到了两人的谈话。

老师(温和地):我听到你们在讨论一些重要的问题,不介意我也加入吧?

小明和小华点头同意,老师便坐了下来。

老师:小明,你提到的自慰,其实是青春期性发育的一部分。它是个人隐私的一部分,也是自我探索的一种方式。重要的是要了解它,不要有罪恶感,也不要过度。

小明(松了一口气):真的吗? 我一直担心这会影响我的健康。

老师:只要适度,并且保持良好的个人卫生,它是无害的。但是,如果你感到困扰或者有任何疑问,和家长或者信任的大人谈谈也是很好的选择。

小华:对啊,我们也可以一起参加学校的健康教育课程,了解更多这方面的知识。

老师:没错,了解正确的信息是关键。我们下周就有一堂性教育课,会详细讲解这些内容。

小明(微笑):谢谢老师,谢谢小华,我感觉好多了。

[情景结束]

剧本说明: 此情景模拟旨在通过一个贴近学生生活的故事,讲述自慰这一话题,帮助学生消除疑虑和恐惧,理解自慰是正常的生理现象,并强调正确对待和了解性知识的重要性。

剧本 2:《不同,但同样美丽》

场景设定: 初中校园的操场上,午休时间。

角　　色: 小艾——一名初二女生,性格敏感,对自己的身材有些自卑。

小林——小艾的好朋友,性格乐观,对身体多样性有正确理解。

老师——学校的心理辅导老师,善于倾听和引导。

[情景开始]

小艾独自坐在操场的长椅上,显得有些失落。

小艾(自言自语):为什么我就不能像其他女生那样……(叹气)我感觉自己就像个"飞机场"。

小林走过来,注意到了小艾的情绪。

小林:嘿,小艾,怎么了? 看起来不太开心啊。

小艾(低头):我……我对自己感到很不满意。我觉得我的身材不够好。

小林(鼓励地):小艾,每个人的身体都是独特的。你不需要和别人比较,你就是你,有自己的美。

小艾抬起头,有些疑惑地看着小林。

小艾:但是,我真的很羡慕那些……(犹豫)"波涛汹涌"。

小林:我知道你的感受,但重要的是学会欣赏自己。我们每个人都有自己的特点,这才是我们真正的样子。

老师注意到了这边的情况,走过来加入谈话。

老师:我听到你们的谈话了,这是一个很重要的话题。小艾,每个人的身体都是不同的,这正是我们的独特之处。

小艾(好奇地):但是,老师,我应该怎么接受自己呢?

老师:首先,要认识到身体多样性是正常的,每个人都是独一无二的存在,性器官的发育也是让我们变得更美、更健康,比如男性发育后有了阳刚、健壮之美,女性发育后身体有了曲线美、体态美。其次,胸部的大小不影响健康,和人的高矮胖瘦一样只是一个外表上的特征,我们应该像接纳自己的长相一样接纳自己胸部的大小。再次,如果希望胸部发育得更好,可以通过健康的生活方式来实现,比如均衡饮食和适量运动。最后,如果有需要,你可以和我或其他信任的大人们谈谈,我们会帮助你的。

小林:对啊,我们都有各自的优点和美丽,不是吗?

小艾(微笑):谢谢你们,我感觉好多了。我会尝试更加自信!

[情景结束]

剧本说明:此情景模拟剧本旨在通过对话和故事讲述,帮助青少年理解和接受自己的身体形象,认识到每个人都是独特的,并且值得尊重和爱护。通过正面的引导和教育,鼓励青少年建立积极的自我形象,提升自尊心。

剧本 3:《误解与真相》

场景设定:初中的图书馆角落,放学后。

角　色:李明——初二男生,好奇心强,面临同伴压力。

张强——李明的好友,对色情片持有疑问态度。

老师——学校的健康教育老师,知识丰富,易于沟通。

[情景开始]

李明和张强坐在图书馆的角落里,李明显得有些兴奋又紧张。

李明:嘿,张强,我听说有个网站可以看那种电影,你周末要不要跟我一起看?

张强(犹豫):哪种电影?你是说色情片吗?我不确定,我怕那不太好。

李明:为什么?很多人都看啊,我们都初中了,了解一下也没什么吧?

张强显得有些困惑,不知道如何回应。

张强:但我听说那些东西可能会误导人,我不太确定我们是否应该看。

这时,老师路过图书馆,注意到了两人的对话。

老师(温和地):我注意到你们在讨论一些重要的问题,可以加入你们吗?

李明和张强点头同意,老师便坐了下来。

老师:你们提到的色情片,是一个需要谨慎对待的话题。色情内容往往不会反映真实的人际关系和性行为,它们可能会对你们产生误导。

李明(好奇地):那我们应该怎么了解性知识呢?

老师:性教育课程是一个很好的途径,我们可以获取关于身体、情感和人际关系的准确信息。此外,与家长或信任的大人沟通也是获取信息的好方法。

张强:我明白了,我们应该从可靠的来源获取知识,而不是随意观看可能会误导我们的内容。

老师:没错,保持好奇心是正常的,但获取知识的方式同样重要。我们下周的性教育课程会讨论更多相关的话题,你们可以来参加。

李明(释然):好的,老师,我会去听听看。谢谢你的建议。

[情景结束]

剧本说明:此情景模拟剧本旨在通过一个贴近学生生活的故事,引导青少年正确理解和处理色情片的问题,强调从健康和科学的渠道获取性教育信息的重要性,并鼓励他们对此类话题保持开放的沟通态度。

剧本 4:《尊重的边界》

场景设定:初中的操场上,课间休息时间。

角　　色:阿强——初二男生,无意中玩弄女生的卫生巾,不知如何处理。

小红——阿强的同学,卫生巾被阿强无意中发现并开玩笑,感到非常生气。

老师——健康教育老师,负责解决学生间的矛盾和提供性教育。

[情景开始]

阿强在操场上无意中发现了小红的卫生巾,出于好奇,他拿起来看。小红看到这一幕,感到非常尴尬和生气。

小红(生气地):阿强,你在干什么?！那是私人物品,你怎么可以这样!

阿强(意识到错误,尴尬地):对不起,小红,我真的不知道……我只是好奇,没有恶意。

小红虽然生气,但也意识到阿强可能真的不了解。老师注意到了这一幕,走过来询问情况。

老师(温和地):看起来这里有些误会,可以告诉我发生了什么吗?

小红和阿强分别向老师解释了情况。

老师:阿强,我知道你可能是出于好奇,但每个人的私人物品都应该得到尊重。特别是女生的个人用品,它们是私密的,不应该被公开玩弄。

阿强(悔悟地):我明白了,小红,我真的很抱歉。我以后不会再这样做了。

老师:小红,我理解你的感受。我们都应该学会尊重他人的隐私和个人空间。同时,这也是一个教育大家的机会,让我们更加了解和尊重不同性别的需求。

小红(平静下来):谢谢老师,我接受阿强的道歉。我也希望大家都能够更加尊重彼此。

老师:很好,我们可以从这个小事件中学到很多。下次我们会有一堂关于性别尊重和个人隐私的课程,希望大家都能参加。

[情景结束]

剧本说明:此情景模拟剧本旨在教育青少年性别尊重和个人隐私的重要性。通过实际的冲突和解决过程,展示如何以理解和尊重的态度处理敏感问题,同时强调性教育在促进相互理解和尊重中的作用。

(六)培训教师小结(5 分钟)

培训教师可视学员在情境模拟讨论中的具体情况,参考以下要点进行活动小结。

◇青春期是个体成长过程中的一个重要转折点,伴随着生理、心理和社会角色的显著变化。由于遗传、营养、环境和个体生活方式等多种因素的影响,每个人的发育速度和阶段都有所不同。一些青少年可能早早地经历了生长高峰,而另一些则可能晚些时候才迎来这一变化。这种差异性可能导致青少年在与同龄人相比较时感到困惑或不安。

◇在这个阶段,重要的是帮助青少年理解,成长是一场个人的旅程,每个人的发育节奏和经历都是独一无二的,受遗传因素和激素水平影响,有些人发育较早,有些人发育较晚,发育有先后,个体存在一定的差异性。青少年应该学会接受自己的成长节奏,不必因为暂时的生理变化与他人不同而感到紧张或焦虑。要多学习健康知识,了解自我,能勇敢地接纳自己的变化,不要陷入自我焦虑的循环中。同时,教育青少年尊重他人的发育过程,不应对那些看起来与自己不同的同龄人进行嘲笑或排斥,这种尊重和理解有助于营造一个包容和支持的成长环境。

◇教育者和家长应积极介入,提供正确的信息和指导,帮助青少年建立自信,认识到每个人都是独特的存在。通过开展开放的对话,鼓励青少年表达自己的感受和疑虑,同时教育他们理解和接纳个体差异。这样的支持不仅有助于缓解青少年可能面临的心理压力,还能促进他们健康、全面地发展。

◇青春期是个体身心发展的关键时期,对性的好奇和探索是自然现象。对性和性别、异性的身体有好奇与探索,正确的性约束和规范至关重要。青少年应学会负责任地对待性行为,了解性健康知识,预防性传播疾病和意外妊娠。同时,尊重自己和他人的身体自主权,培养健康的人际关系。家长和学校应提供开放的沟通渠道,引导青少年建立正确的性观念,促进其全面健康成长。

四、专题讲座——青春期变化

(一)活动目的

通过讲解科学的青春期知识,帮助学员理解青春期变化,解决学员对于青春期发育的困惑和问题,帮助树立健康、自信、科学的观念。

(二)活动时间

20 分钟。

(三)活动方法

主题授课。

(四)活动准备

1. **物料准备** 黑板或白板、大白纸、马克笔。
2. **课件准备** 青春期变化小课件、图表。
3. **场地准备** 教室或会议室,可移动桌椅。

(五)活动步骤

1. **导入(3 分钟)** 用两张大白纸,事先画好男孩、女孩的简笔画,请学员男女各一名到大白纸前,分别写出、画出进入青春期后的变化。

2. **核心知识讲解和讨论(15 分钟)** 使用 PPT 展示青春期生理变化的详细信息,讲解生长激素的作用、第二性征的发育等。

3. **培训教师小结(2 分钟)** 培训教师总结青春期的关系变化对个体的社交技能、情感发展和身份认同都有深远的影响。家长、教育者和心理健康专业人员应该提供指导和支持,帮助青少年建立健康的人际关系,发展有效的沟通和冲突解决技能。

知识拓展

1. 补充阅读张卫东、陶红亮编写的《中小学生健康手册:青春期性健康教育》(人民卫生出版社,2012 年出版)。

2. 补充阅读由联合国教科文组织、联合国艾滋病规划署、联合国人口基金等发布的《国际性教育技术指导纲要(修订版)》(2018 年出版)。

3. **青春期的生理变化** 青春期是人生中一个重要的发展阶段,通常发生在儿童期到成年期的过渡时期,伴随着显著的生理变化(表 1-2)。青春期的生理变化是一个复杂的过程,每个人的经历都是独特的,变化的速度和时间也各不相同。这些变化通常在 10 ~ 20 岁之间发生,是个体成熟和性发育的正常组成部分。教育者、家长和卫生专业人员应该提供适当的支持和信息,帮助青少年理解和应对这些变化。以下是青春期生理变化的一些关键方面。

◇生长速度加快:青春期开始时,生长激素分泌旺盛,会出现生长高峰,身高和体重迅速增长,这也是身体生长较快的时期。

◇第二性征的发展:男性声音变低(声带增长),面部和身体毛发增长(如胡须、体毛),肌肉质量增加。女性乳房发育,臀部变圆,身体毛发分布变化,但不会变得像男性那样浓密。

◇性器官的成熟:男性睾丸和阴茎增大,开始产生精子和精液。女性卵巢和子宫发育,开始出现周期性的月经。

◇内分泌系统的变化:性激素如睾酮(男性)和雌激素及黄体酮(女性)的水平显著增加,影响身体的多个方面。

◇骨骼发育:青春期是骨骼生长较快的时期,长骨的生长板逐渐闭合,最终骨骼成熟。

◇代谢变化:青春期的代谢率可能会发生变化,这可能会影响食欲和体重。

◇心血管系统的成熟:心血管系统发展,以适应身体的生长和活动水平的增加。

◇大脑和神经系统的发展:青春期大脑继续发育,特别是前额叶皮层,其与决策、规划和冲动控制有关。

◇青春痘的出现:由于激素水平的变化,皮肤可能会变得更加油腻,容易出现青春痘。

◇身体形象和自我意识的变化:随着身体的变化,青少年可能会对自己的身体形象和外貌产生更多的自我意识。

表1-2　男性与女性青春期生理变化的比较

女性	男性
➤ 体重增加,皮下脂肪逐渐蓄积	➤ 体重增加
➤ 身高增加	➤ 身高增加
➤ 汗腺变得活跃	➤ 汗腺变得活跃
➤ 皮肤变得油腻,可能出现暗疮或粉刺	➤ 肌肉变得强壮有力,肌纤维变粗变长
➤ 声音变化、童音消失,声音变细	➤ 皮肤变得油腻,可能出现暗疮或粉刺
➤ 乳房发育	➤ 喉结发育
➤ 臀部发育	➤ 胡须开始出现
➤ 腋毛、阴毛出现	➤ 腋毛、胸毛、阴毛的生长
➤ 性器官的发育	➤ 性器官的发育
➤ 卵巢开始分泌雌激素	➤ 睾丸开始产生精子并分泌雄激素
➤ 月经(强调具备生育能力)	➤ 遗精(强调具备生育能力)

4. 青春期的心理变化　青春期不仅伴随着显著的生理变化,也伴随着复杂的心理变化,这些变化影响着青少年的行为、情感和社交发展。以下是青春期心理变化的一些关键方面。

◇自我意识增强:青少年开始更加关注自己的外貌和他人对自己的看法,可能会对自己的身份和地位产生疑问。

◇情绪波动:激素的变化可能导致情绪波动更加剧烈,青少年可能会经历情绪的高潮和低谷。

◇对独立性的追求:随着成长,青少年可能会寻求更多的独立性,希望在决策过程中拥有更多的自主权。

◇认同感探索:青春期是形成个人价值观、信仰和生活目标的关键时期,青少年可能会探索不同的认同感和社会角色。

◇同伴关系的重要性增加:与同龄人的关系变得更加重要,同伴的接受和支持对青少年的自我形象和社交发展至关重要。

◇对权威的挑战:青少年可能会开始质疑父母和老师的权威,这是他们寻求独立和自我认同的体现。

◇风险行为的倾向:受情绪波动和对独立性的追求影响,青少年可能更倾向于尝试风险行为。

◇认知能力的发展:青春期是认知能力快速发展的时期,包括抽象思维、问题解决和逻辑推理能力的提高。

◇性取向和性别身份的发展:青少年可能开始探索和理解自己的性取向和性别身份,这可能涉及对性少数群体的认知和接受。

◇压力和应对机制:面对学业、社交和家庭的压力,青少年需要发展有效的应对策略来管理压力。

◇道德和伦理发展:青春期是道德观念和伦理标准形成和变化的时期,青少年可能会对公平、正义等问题有更深的思考。

◇恋爱和性感受的觉醒:随着性器官的成熟和性激素水平的变化,青少年可能会开始经历恋爱和性吸引。

第三节　全面性教育

本节聚焦于"全面性教育（青少年阶段）"，共计 2.5 小时，旨在深化青少年对性教育的全面理解与提高实践能力。开篇以专题讲座的形式，系统阐述全面性教育的重要性、内容及青少年阶段的特殊需求，奠定理论基础。随后，通过案例分析，剖析真实情境中的挑战与解决方案，增强学员的情境应对能力。在思维导图分析环节，引导学员构建全面性教育的知识框架，促进信息整合与记忆。辩论赛活动则围绕性教育的热点话题，激发学员的思考与表达能力。最后，角色扮演活动让学员亲身体验不同性别角色在性教育中的需求与挑战，增进同理心与沟通技巧，共同探索更加包容、有效的全面性教育路径。

一、专题讲座——理解全面性教育

（一）活动目的

提升学员对全面性教育理念的理解与实践能力，促进学员的身心健康发展。

（二）活动时间

30 分钟。

（三）活动方法

讲座、互动提问。

（四）活动准备

1. **物料准备**　笔记本电脑和投影仪，扩音设备，黑板或白板。准备 3 份学员提问小礼物。
2. **课件准备**　"理解全面性教育"课件。
3. **场地准备**　教室或会议室。

(五)活动步骤

1. 导入(5分钟)

(1)组织学员观看《中华人民共和国未成年人保护法》《中国青少年健康教育核心信息及释义(2018版)》或者《未成年人学校保护规定》等官方新闻报道或视频,在课程中融合思政元素,共同解读政策内容。

(2)头脑风暴:看完相关视频与材料,请学员们思考并探讨"什么是性?""什么是性教育?""如何开展性教育?"。

2. 核心信息讲解(18分钟) 结合上述法律法规,讲解核心信息。

在当今世界,艾滋病、性传播感染、非意愿妊娠、基于社会性别的暴力和社会性别不平等仍然是年轻人面临的重要挑战。这些挑战不仅威胁着他们的健康和福祉,也影响着他们的人生轨迹。因此,我们迫切需要向年轻人提供全面性教育,以帮助他们为安全、健康、充实的生活做好准备。全面性教育对于年轻人的健康成长和人生发展至关重要。

(1)全面性教育(comprehensive sexuality education,CSE):是一个基于课程,探讨性的认知、情感、身体和社会层面意义的教学过程。其目的是使儿童和年轻人具备一定的知识、技能、态度和价值观,从而确保其自身的健康、福祉和尊严。全面性教育能够培养相互尊重的社会关系和性关系,帮助儿童和年轻人学会思考他们的选择如何影响自身和他人的福祉,并终其一生懂得维护自身权益。其特点包括:科学准确、循序渐进、适应年龄和发展水平、基于课程、全面综合、基于人权原则、基于社会性别平等、文化相关性和环境适宜性、促进根本性变化、能够培养做出健康选择所需的生活技能。

(2)在全面性教育中,需要从多个角度来理解"性":①除了生理层面,性也反映了个人在人际关系和性关系中的体验,它是人类情感联系和私密需求的重要组成。②性更是一种社会构建,它受到不同信仰、习俗、行为和身份认同的影响,每个人的性体验都受到其个人经历、文化价值观和社会规范的共同塑造。③社会学家认为,人类的性与权力有密切关联,具体体现在个人对身体的掌控权上,这是个人权力的重要一环。全面性教育旨在帮助中学生建立健康、负责的性观念,促进性别平等意识。④社会对性行为的期望和接受度存在显著的文化差异。有些行为在某些文化中被视为正常并受到鼓励,而在其他文化中则可能受到排斥。但这并不意味着不受欢迎的行为不会发生,其也不应被排除在性教育的讨论之外。⑤性是人生的一个持续存在的主题,它随着个体生理、情感和认知的成熟而不断演变。无论在哪个年龄阶段,教育都是增进个体性福祉、促进儿童和年轻人建立健康、负责任的人际关系的关键工具。

(3)全面性教育的重要性:①应对挑战;②建立积极价值观;③反思社会规范。

3. **提问和小结(7分钟)** 培训教师简要归纳知识点,引导学员进入提问环节。

💟 **教学提示**

培训教师站立讲解,及时观察全体学员的听课情况,穿插互动。回答正确的前3位学员每人发1份小礼物。若有不正确和不恰当的观点,应在小结时系统地予以讲解和引导。

二、案例分析

(一)活动目的

帮助学员熟悉性生理、性心理、性道德、性相关法制等知识,培养其形成正确性观念、健康性行为和自我保护意识。

(二)活动时间

40分钟。

(三)活动方法

情景模拟互动。

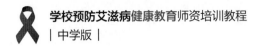
(四)活动准备

1. 物料准备 笔记本电脑和投影仪,扩音设备,黑板或白板,"中学生浏览不健康网站的咨询案例"对话稿3份。

2. 课件准备 "中学生浏览不健康网站的咨询案例"课件。

3. 场地准备 教室或会议室。

(五)活动步骤

1. 导入(3分钟)

(1)组织学员观看官方新闻报道或视频(如"清朗·2024年暑期未成年人网络环境整治"专项行动)。

(2)抽签:将学员平均分为3个小组(人数相近即可),采用击鼓传花的游戏方式,培训教师开始敲鼓,每组学员们按座位顺序轮流传递花束,鼓声停,持花的学员即被抽中扮演案例中的角色。最终抽选3名学员进行情景模拟,分别按顺序扮演中学生小A、小A的班主任和小A家长。

2. 情景模拟与讨论(12分钟)

情景模拟演出后,其他小组分别举手中的三色卡,三色卡代表不同的意义:红色代表"普遍存在,亟须进行的",黄色代表"部分存在,可以择期进行的",白色代表"极少数人存在,不急的",判定该情况在青少年青春期的存在状况。

情景模拟剧本参考

剧本:《小A的困惑》

场景设定:班主任的办公室,放学后。

角　　色:小A——14岁初一男生,性格内向,对生理知识了解不多。

班主任——兼任班级的性教育课程教师。

家长——小A爸爸或妈妈,对小A生理心理发育情况缺乏必要的关注。

[情景开始]

小A由于在学校上微机课的时候浏览不健康网站触发网络警报,被班主任发现了。为此,班主任要求小A通知家长放学后到校处理此事。

放学后,小A与家长一同来到班主任的办公室,小A显得心事重重、神色慌乱。

班主任:小A家长,您好。小A今日上课不专心,还浏览了不健康网站,因此请您过来一同处理此事。但也请您不要因此责怪孩子,我们一起与孩子共同面对这个事情。

小A家长:哦,原来是这个事情呀。

看着家长表情较为平淡,小A长长地舒了口气。

班主任:现在,咱们先不讨论事情的大小,我们一起谈谈,你为什么会看不健康网站的内容?又为什么会在电脑上看呢?

小A:老师,今日在学校上微机课的时候,网站突然跳出来一个弹窗,我感到好奇就点进去看,没想到竟然是不健康网站,我多看了一会,就被您发现了。

班主任:点开后你发现了什么内容?又为什么不及时关闭而是继续浏览呢?

小A:点进去后,里面有很多穿着暴露的男生和女生合照……因为从来没有见到过这样的图片,就还想继续看。

班主任:小A,你现在处于青春发育期,出于好奇而无意中浏览了不健康网站,虽然不是什么坏事,但希望你以后不要看,更不应该在课堂上看。

小A家长:老师,我赞同您的建议。

之后,小A就在家长的陪同下回去了。不久之后,小A又通过手机、家庭电脑等方式浏览不健康网站,学习成绩一落千丈。

[情景结束]

剧本说明:此情景模拟剧本旨在通过一个贴近学生生活的故事,探讨培训教师及家长如何与青少年一起面对此类事件,强调从健康和科学的渠道获取性教育信息的重要性,并鼓励他们对此类话题保持开放的沟通态度。

---

3. 小组讨论(15分钟) 培训教师引导每个小组学员深入探讨案例中咨询的不足、策略与建议,每个小组派一名代表提出1～2个问题。

4. 培训教师小结(10分钟)

(1)问题导向与总结:①小 A 对生长发育的知识了解不够充分,存在极大的好奇心与诸多困惑;②班主任在面对小 A 浏览不健康网页的行为时,缺乏一定的知识储备和咨询技巧,无法充分引导;③家长对小 A 缺乏与性教育相关的教育和引导。该案例中家长和班主任的不恰当处理方式未能真正解决小 A 的问题并导致了负面的结果,应引以为戒。

(2)咨询策略与建议:①营造和谐氛围,从引入性话题开始过渡;②承诺为孩子保密,探究孩子的深层次需求。

(3)探究深层次需求的流程:①需求评估(示例);②知识、态度与行为的评估;③风险与危害的评估。

(4)激发孩子的主观能动性,制订具体可行的健康计划。

💗 **教学提示**

以上的小结内容仅提供一个思路,培训教师可以自己设计和撰写小结内容。

时间仅供参考,在操作过程中超时情况很常见,不必拘泥于时间问题。

三、思维导图分析活动——全面性教育的核心概念、主题与学习目标

(一)活动目的

帮助学员系统地理解和掌握全面性教育的思维脉络和方法技巧。

(二)活动时间

40 分钟。

（三）活动方法

小组思维导图分析。

（四）活动准备

1. **物料准备** 提前 2 ~ 3 天给学员发放《国际性教育技术指导纲要》电子版并要求课前至少完整自学一遍。根据参训学员及分组情况,每组 1 ~ 2 张大白纸(70cm×100cm)、红 / 黑 / 蓝 3 色油性记号笔各 1 支、双面胶、笔记本电脑和投影仪、扩音设备、黑板或白板。

2. **课件准备** "全面性教育的核心概念、主题与学习目标"内容小结课件。

3. **场地准备** 培训教室,可移动桌椅。

（五）活动步骤

1. **导入(3 分钟)** 此处由培训教师参考并自行选择本教材可供参考的分组活动,作为本节课程的导入活动。

2. **说明讨论主题和要求(7 分钟)**

(1)培训教师在大白纸或课件投影上写下讨论主题"全面性教育的核心概念、主题与学习目标",为八个小组分别分配八个核心概念的讨论任务,分别为"关系""价值观、权利、文化与性""理解社会性别""暴力与安全保障""健康与福祉技能""人体与发育""性与性行为""性与生殖健康"。

(2)每组要根据课前发放的《国际性教育技术指导纲要》材料和主题课件,用画思维导图的方式进行讨论与总结。要求组员积极发表想法和观点,设计和画出导图。1 位组员代表全组汇报。

(3)学员志愿者协助培训教师给每组分发大白纸和记号笔。

💗 **教学提示** ━━━━━━━━━━━━━━━━━━━━━━━━━━━━━━

思维导图可参考图 1-2。

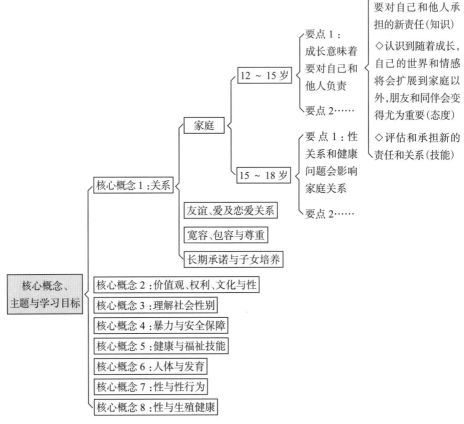

图 1-2　全面性教育的核心概念、主题与学习目标思维导图

3. **小组讨论环节（15 分钟）**　培训教师巡视讨论过程，鼓励组员参与发言。了解学员们的认知和观点，不作现场解答和评判，在小结中"有的放矢"地加以澄清和引导。

4. **分享汇报（10 分钟）**　根据培训班规模大小，可采取每组或其中几组汇报的方式，每组汇报时间不超过 2 分钟。在地上或墙上集中展示小组成果。

5. **培训教师小结（5 分钟）**　培训教师可以先称赞每个小组的作品不仅独具匠心，也充分体现了学员们的用心与创意。接下来，培训教师回顾本节的教学重点。作为教育工作者,应该在推进全面性教育项目时,既保持个人的价值观和态度,又能超越这些个人层面的因素,以专业和客观的态度来履行自己的职责,并充分考虑到年轻一代的想法和需求。

💜 **教学提示** ────────────────────────────

　　培训教师简短归纳各组分享的观点,不作评判,每一个观点都有价值。如有不正确和不恰当的观点,在小结时系统地给予讲解和引导。

　　以上的小结内容仅提供一个思路,培训教师可以自己设计和撰写小结内容。

　　时间仅供参考,在操作过程中超时情况很常见,不必拘泥于时间问题。

四、辩论赛活动

(一)活动目的

　　帮助学员识别性别刻板印象的危害,理解性别平等对个人、家庭及社会的核心价值,鼓励其挑战传统性别角色规范,促进基于兴趣与能力而非性别刻板印象的职业选择与活动参与,并强调性别平等是全社会的共同责任。

(二)活动时间

40分钟。

(三)活动方法

小组讨论、案例分析、辩论赛。

(四)活动准备

1. **物料准备**　性别刻板印象案例材料、记录本和笔。
2. **提前准备**　辩论赛规则及评分标准。
3. **场地准备**　培训教室,桌椅可根据实际需要进行移动。

(五)活动步骤

1. **导入(3分钟)** 培训教师简要介绍性别平等和性别刻板印象的概念后提问学员:你们认为性别平等是什么?你们身边有哪些性别刻板印象的例子?

2. **核心信息讲解(10分钟)**

(1)性别平等意味着无论性别如何,每个人都应享有相同的权利、机会和尊重。这涵盖了教育、就业、政治参与、健康、家庭责任等各个方面。

(2)性别刻板印象的概念:性别刻板印象是指对男性和女性角色、行为和特质的固定看法和预期,这些看法往往基于传统和过时的观念,并忽略了个体差异。常见的性别刻板印象包括认为男性应该坚强、果断、擅长数学和科学,而女性则应该温柔、细腻、擅长人文和艺术等。

(3)性别刻板印象的影响:性别刻板印象限制了人们的自我认知和成长,导致他们可能错过发展自己潜力和才能的机会。性别刻板印象也助长了性别歧视和偏见,使得某些性别在社会、经济和政治等方面处于不利地位。

(4)性别认同与表达:性别认同是指个体对自己性别的认知和接受程度。每个人都有权根据自己的感受和体验来定义自己的性别认同。性别表达是指个体通过服饰、行为、语言等方式来展现自己的性别。性别表达应该是个体自由选择的权利,而不应受到外界压力或刻板印象的限制。

3. **小组讨论(5分钟)** 学员分成小组,讨论性别刻板印象对个人和社会的影响。每组选择一个性别刻板印象案例进行深入分析。

4. **案例分析(5分钟)** 每组选派一名代表,向全班汇报所选择的性别刻板印象案例。其他组提问或补充,共同深入探讨案例背后的原因和影响。

5. **辩论赛(15分钟)** 培训教师提出一个关于性别平等的辩论题目,如"性别平等是否应该完全摒弃性别差异?"。

学员分成正反两方,进行辩论赛。

辩论过程中,培训教师应引导学员理性表达观点,尊重对方。

6. **培训教师小结(2分钟)** 辩论赛结束后,培训教师总结辩论中的亮点和不足,强调性别平等的重要性。

布置家庭作业:让学员撰写一篇关于性别平等或性别刻板印象的反思日记,思考自己在日常生活中如何践行性别平等。

五、情景模拟讨论——家庭角色扮演(备选)

(一)活动目的

引导学员全面理解家庭角色的多样性及其价值,培养其尊重差异、积极参与家庭事务、承担个人责任的能力,同时树立正确家庭观念,视家庭为相互支持与关爱的集体。

(二)活动时间

40分钟。

(三)活动方法

角色扮演、小组讨论、分享交流。

(四)活动准备

1. **物料准备** 家庭角色卡片(如父亲、母亲、孩子、祖父母等)、家庭场景布置材料(如小桌子、椅子、玩具等)、记录本和笔。

2. **场地准备** 教室或会议室,可移动桌椅。

(五)活动步骤

1. **导入(3分钟)** 培训教师简要介绍家庭角色的多样性和每个角色所承担的责任。提问学生:你们家庭中有哪些成员?他们分别承担了什么责任?

2. **角色分配(5分钟)** 学员随机抽取家庭角色卡片,确定自己在家庭中的角色,根据抽到的角色,讨论该角色在家庭中的责任。

3. **角色扮演(15分钟)** 学员进入家庭场景,开始扮演各自的角色。角色扮演过程中,培训教师应引导学员注意表达角色的特点和责任。鼓励学员在扮演过程中相互合作,共同解决"家庭"中出现的问题。

4. **分享与讨论(15分钟)** 培训教师巡视讨论过程,鼓励组员参与发言。了解学员们的认知和观点,不作现场解答和评判,在小结中"有的放矢"地加以澄清和引导。

角色扮演结束后,每个小组分享他们在扮演过程中的体验和感受。培训教师须引导学员思考:作为家庭的一员,我们应该如何更好地承担自己的责任?

5. 培训教师小结(2分钟) 培训教师总结学员在活动中的表现,强调家庭角色和责任的重要性,并布置家庭作业:让学员在家中观察并记录家庭成员的角色和责任,思考自己可以如何为家庭做出更多贡献。可供参考的信息如下。

◇父母责任:父母需要为子女提供物质和精神上的支持,关注他们的成长和发展。同时,父母还需要建立良好的家庭氛围,促进家庭成员之间的和谐关系。

◇子女责任:子女需要尊重父母、关心家庭,遵守家庭规则和社会道德规范。在学习和生活中,他们需要努力成长,为家庭的未来作出贡献。

◇祖父母责任:祖父母需要传承家族文化、照顾孙辈,同时还需要关注家庭成员的身心健康和幸福。他们的智慧和经验对家庭具有重要的指导意义。

◇其他亲属责任:其他亲属也需要承担相应的责任和义务,如帮助父母照顾子女、关心家庭成员的身心健康等。

教学提示

在角色扮演过程中,培训教师应关注学生的情绪变化,及时给予引导和帮助。鼓励学生在分享交流时积极发言,表达自己的观点和感受。

知识拓展

1. 补充阅读由联合国人口基金、联合国教科文组织发布的《全面性教育技术指南:国际标准在中国的潜在本土化应用》(2022年出版)。

2. 2018年7月17日,联合国教科文组织驻华代表处和联合国人口基金驻华代表处联合发布《国际性教育技术指导纲要(修订版)》中文版。这是基于对一系列全球新证据以及课程和内容框架的回顾编写而成的指导性文件,为我国政府及相关机构开展实施校内外的全面性教育工作提供了指导依据。

3. "小A的困惑"案例分析——咨询策略与建议(仅供参考)

◇营造和谐氛围,从引入性话题开始过渡:首先,感谢小A对班主任及家长的信任,表明小 A 是一个非常关注自己身体健康并且十分勇敢的孩子,有旺盛的求知欲,在遇到问题时没有选择退缩,而是勇敢地寻求解决方法,主动和老师、家长沟通。相信在与老师和家长的沟通后,遇到的困扰能得到解决。其次,青春期是每个人一生中最美好的一段时光,作为过来人的家长和班主任都非常乐意帮助小 A 面对青春期的困扰。这个时期,小 A 在生理、心理和社会适应能力等方面会有巨大的变化,对两性问题的思考与探究也是正常的事情。最后再次表明,老师与家长会与小 A 一起努力,共同面对青春期出现的种种问题。

◇承诺为孩子保密,探究孩子的深层次需求:班主任安抚小 A 惶恐不安的情绪,保证未经同意不告知第三个人。待小 A 情绪稳定后,表明后续的交流是为了更好地帮助孩子解决问题,若觉得问题不好回答或者没有想好如何回答,可以直截了当地告知老师自己心中所想。再次表明沟通交流全程保密。

4.“小 A 的困惑”案例分析——探究深层次需求的流程(仅供参考)

◇需求评估(示例):你从什么时候开始关注异性? 从哪些途径了解两性话题? 平时与什么人讨论两性话题? 你身边的朋友或同学对这个话题是什么看法? 目前最亲密的朋友是谁? 和异性相处如何? 和异性相处的程度怎样? 是否有其他认识的人观看不健康网站? 在哪里看? 是否和你一起观看?

◇知识、态度与行为的评估(示例):你从哪些途径获取性教育方面的知识? 你对此事的困扰是什么? 最想了解和学习哪些内容?

◇风险与危害的评估(示例):你是否知道什么是避孕? 你是否了解有哪些避孕措施? 你是否了解女性妊娠或流产会带来哪些伤害? 你是否听说过艾滋病? 对艾滋病了解多少?

5.“小 A 的困惑”案例分析——激发孩子的主观能动性,制定具体可行的健康计划(仅供参考)

◇健康是一种在身体上、精神上的完美状态,以及具有良好的适应力,而不仅仅是没有疾病和衰弱的状态,即健康包括躯体健康、心理健康、社会适应良好和道德健康。老师可鼓励孩子在家长或老师的指导下,共同制订如健身计划(分散多余的精力)、读书计划(开阔眼界,学习相关知识)、学习计划(树立远大理想,脚踏实地掌握相关知识与技能)等项目。老师与家长要保持良好的沟通,及时了解孩子最新状况,关心孩子身心健康,及时修正计划。

6. 全面性教育的重要性包括应对挑战、建立积极价值观和反思社会规范。

◇应对挑战:艾滋病和其他性传播疾病传播感染等健康问题依然严峻,全面性教育能够提供必要的预防知识和自我保护技能。非意愿妊娠和基于社会性别的暴力等问题也需要通过全面性教育来增强年轻人的认识和应对能力。

◇建立积极价值观:全面性教育不仅传递知识,还培养年轻人尊重人权、社会性别平等和多元性的价值观。它帮助年轻人建立积极、健康的人际关系,增强他们的责任感和决策能力。

◇反思社会规范:全面性教育鼓励年轻人反思传统的社会规范和文化价值观,促进他们更加自主和独立地思考和处理人际关系。

7. 依据联合国的定义,青少年指介于 10 ~ 19 岁之间的人。

8. 性健康是一个多维度的概念,它涵盖了与性相关的身体、情感、精神和社会适应的积极状态。性健康不仅限于没有疾病、功能障碍或不适感,而是通过积极且互相尊重的方式去构建性和性之间的关系。性健康还包括在不存在强迫、歧视和暴力的环境中,个体能够享受愉悦、安全的性体验的可能性。为了促进和维护性健康,每个人的性权利都必须得到充分的尊重、保护和保证。

本节聚焦"预防性侵害"教育,旨在增强青少年的自我保护意识与能力,全节设定为1小时。开篇通过案例讲述引入,以激发青少年对性侵害问题的关注与警觉。随后进入专题讲座环节,深入剖析性侵害的定义、类型和危害等,同时强调预防性侵害的重要性与基本方法。紧接着是拒绝技能练习部分,通过模拟场景体验的互动方式,让青少年在模拟情境中学习并掌握有效拒绝不当接触与侵犯的技巧。此节通过理论与实践相结合,旨在提升青少年预防性侵害的自我保护能力,确保他们在成长道路上更加安全自信。

一、专题讲座——预防性侵害

(一)活动目的

帮助学员科学地认识"性",学会尊重和保护自己的身体,树立"我的身体我做主"的权利及归属意识,在面对性侵害时能够大声地说"不",并掌握预防性侵害的方式和方法,最大程度保护自己的权益。

(二)活动时间

25分钟。

(三)活动方法

讲座、互动提问。

(四)活动准备

1. **物料准备** 电脑,投影仪,扩音设备,黑板或白板。
2. **课件准备** "预防性侵害"课件。
3. **场地准备** 教室或会议室。

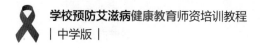
（五）活动步骤

1. 导入（3分钟） 培训教师让学员提前了解《中华人民共和国未成年人保护法》与《教育部办公厅关于进一步加强中小学（幼儿园）预防性侵害学生工作的通知》等官方文件的相关条目相关材料后，引导学员们进行头脑风暴，思考并探讨"什么是性侵害？""哪些是性侵害行为？""性侵害未成年人犯罪预防存在哪些问题？""如何预防性侵害？""遇到性侵害应该怎么办？"，随后引出交流的主题——预防性侵害。

💗 **教学提示**

　　头脑风暴环节希望大家一起回答，目的是引发兴趣和关注，轻松气氛。应避免点名式提问。

2. 核心信息讲解（15分钟）

教学案例

　　"N号房"案件是于2018—2020年3月间在韩国发生的一起严重的性侵害案件。案犯通过在某软件上创建多个聊天室，发布对女性进行性威胁后获取的私密资料、照片和视频，甚至进行实时直播。该案件涉及的受害女性数量庞大，其中包括多名未成年人，最小的受害者是一名仅11岁的小学生。2021年，主要涉案者被判刑。（来源：26万人围观的"N号房"是什么——人民网）

　　结合上述案例分析讲解核心信息。

　　（1）性侵害的定义与分类

　　1）性侵害是一种严重侵犯他人权益的行为，涉及未经明确同意或违背他人意愿的性接触、性行为及性暗示等。这种行为可能发生在各种关系中，包括恋爱、婚姻以及陌生人间，涵盖强奸、性骚扰、性虐待等多种形式。性侵害还包括对儿童的性虐待、强迫卖淫、拐卖妇女和儿童以及强迫早婚等。

2)性侵害从表现形式上分为:①涉及身体接触的性侵犯;②不涉及身体接触的性侵犯。

(2)性侵害未成年人犯罪预防存在的问题

1)受害者主要集中在低龄未成年人群体,尤其是未满14周岁的儿童。

2)父母在履行监护职责时存在一定的疏忽。

3)当前,学校在性教育和法治教育方面存在不足,未能充分考虑到不同年龄阶段未成年人的身心发展特点,导致教育内容缺乏针对性和实效性。

(3)如何预防性侵害:遵循"普遍防范原则",增强自我保护,做聪明的小侦探。口诀如下:①提高警惕,眼观六路;②勇敢说"不",守护边界;③家居安全时刻记;④夜间出行须谨慎;⑤熟人也须常设防。

(4)遇到性侵害应该怎么办:面对任何形式的性骚扰或侵害,首要之务是保持冷静与理智,避免情绪失控,随后迅速评估所处环境的安全性。口诀如下:①善用应对策略;②明确表达立场;③及时记录与报案;④医学检查与证据保留;⑤HIV暴露后预防;⑥寻求心理援助。

3. 提问和小结(7分钟) 培训教师简要归纳知识点,引导学员进入提问环节。

💜 **教学提示**

培训教师站立讲解,及时观察全体学员的听课情况,穿插互动。回答正确的前3位学员每人发1份小礼物。若有不正确和不恰当的观点,应在小结时系统地予以讲解和引导。

二、拒绝性侵害的技能练习

(一)活动目的

引导学员认识性侵害、学会识别性侵害的主要形式并掌握防范及应对性侵害的主要措施和方法,从而增强其自我保护意识。

（二）活动时间

35分钟。

（三）活动方法

模拟场景体验。

（四）活动准备

1. **物料准备**　准备一系列描述不同场景的卡片。示例：在一个温馨的周末，小C受邀参加了好友的生日聚会，满心期待着与朋友们共度欢乐时光。然而，聚会过程中，好友的哥哥却以不恰当的方式，多次不经意间触碰到小C的隐私部位，让小C感到极度不适与尴尬。面对这样的情况，小C内心充满了矛盾与挣扎。一方面，小C渴望维护聚会的和谐氛围，不想因自己的反应而给好友的生日带来任何阴影；另一方面，小C无法忽视这种不舒适的感受，同时，也担心如果直接表达不满，会被误解为小题大做，甚至遭受周围人的误解与嘲笑。

2. **场地准备**　培训教室，桌椅可根据实际需要进行移动。

（五）活动步骤

1. **导入（3分钟）**　此处由培训教师参考并自行选择本教材可供参考的分组活动，作为本节课程的导入活动。

2. **模拟场景体验（20分钟）**

（1）讨论策略：小组内讨论如何在该情境下礼貌而坚定地拒绝请求，同时探讨可能的替代方案并解释原因。

（2）角色扮演：小组内开始角色扮演，请求者提出请求，拒绝者尝试用所学技巧进行拒绝。其他小组成员可以作为观众或提供即时反馈。

（3）轮换角色：完成一轮后，小组成员可以轮换角色，确保每位学员都能体验到请求者和拒绝者的不同立场。

3. **分享与讨论（10分钟）**　模拟场景体验结束后，小组进行分享与讨论。培训教师可以引导学员分析拒绝的效果、改进空间以及从中学到的技巧。

4. 培训教师小结(2分钟) 角色扮演结束后,进行全班总结,回顾学到的拒绝技巧和方法,鼓励学员将所学应用到日常生活中。

💜 **教学提示**

- 确保游戏过程中保持积极、尊重的氛围,避免任何形式的嘲笑或贬低。
- 鼓励学员大胆尝试不同的拒绝方式,并尊重他人的选择和感受。
- 培训教师可以根据游戏进展和学员表现,适时提供指导和建议。
- 通过课堂游戏,学员可以在轻松愉快的氛围中学习和实践拒绝技能,提高自己在社交场合中的应对能力。

知识拓展

1. 补充阅读由世界卫生组织发布的《世界青少年的健康——第二个十年的第二次机会》(2017年出版)。

2. 补充阅读由联合国儿童基金会发布的《妇女、儿童和青少年健康全球战略(2016—2030)》(2019年出版)。

3. 可登录国家卫生健康委员会官网,学习了解《中国青少年健康教育核心信息及释义(2018版)》。

4. 如果想了解更多与性传播疾病相关的知识,可登录中国疾病预防控制中心性病艾滋病预防控制中心官网或关注"中国疾控艾防中心"微信公众号。

5. 如果想更进一步了解高校防艾、青春红丝带校园行等活动,可登录中国性病艾滋病防治协会官网或关注"红丝带校园行"微信公众号。

6. 涉及身体接触的性侵犯 此类性侵犯涵盖了各种未经同意的性接触和强制性行为。这些行为包括但不限于违背受害者意愿的性接触,以及强制进行的性行为,如强奸。此外,还包括了任何对受害者私密部位的侵犯或不当触碰。

7. 不涉及身体接触的性侵犯　这类性侵犯虽然没有直接的身体接触,却对受害者的心理和情感造成了极大的伤害,其性质和后果同样严重。它可能包括迫使受害者观看包含色情内容的电影或录像带;使用带有性暗示或侮辱性的言语来挑逗或羞辱受害者;强迫受害者暴露身体或拍摄其裸体照片等。

8. 预防性侵害,增强自我保护,做聪明的小侦探。口诀详细版如下。

◇提高警惕,眼观六路:保持敏锐的"小雷达",对周围的人和事多留一个心眼。比如,那些让你感觉不对劲的眼神、言语或动作,都可能是危险的信号。

◇勇敢说"不",守护边界:遭遇不礼貌或意图不轨的言语时,要果断表达不满和拒绝;对于任何令自己感到不适的身体接触,要勇敢地说"不",并寻求帮助。

◇家居安全时刻记:无论白天还是夜晚,如独处室内,应确保外人无法破窗 / 破门而入,以保护自身安全。有人敲门时,务必先确认身份,时刻保持警觉。

◇夜间出行须谨慎:尽量避免在夜间单独外出,别当"独行侠";如遇陌生人询问路线,简单指路即可,切勿单独带路引导;避免乘坐陌生人的车辆。

◇熟人也须常设防:有时候,伤害就来自我们最信任的人。许多性侵犯事件往往发生在熟人之间,如长辈、亲戚、学长或朋友等。如果发现熟人行为异常,应保持距离,告诉信得过的大人,让他们帮忙处理。

9. 每个人都有权维护其身体的完整与安全,这是不可侵犯的身体自主权。每个人都是自己身体的主人,有权利说"是"或"不"。任何未经本人许可,对身体进行的触碰,无论轻重,均构成对此权利的侵犯。生殖器官及敏感部位更应受到严格尊重,不得随意被触碰或暴露。即便是看似无害的如摸头、捏脸等行为,若未经本人同意,也可能造成不适,同样违背身体自主权原则。面对任何令自己不悦的身体接触,无论对方身份或行为动机,个体均有权明确表达拒绝,捍卫自身权益。

10. 面对任何形式的性骚扰或侵害,首要之务是保持冷静与理智,避免情绪失控,随后迅速评估所处环境的安全性。口诀详细版如下。

◇善用应对策略:若发现自己处于孤立无援且对方实力较强的不利局面,应运用智慧与对方周旋,寻找一切可能的机会安全撤离,避免直接冲突,以免激怒对方,从而减轻潜在伤害。若身处如公交车等人群密集之地,可果断采取明确且有力的言辞制止对方行为,同时大声呼救以引起周围人的注意,并迅速向安全区域移动,随后考虑报警或等待有效援助的到来。

◇明确表达立场:在摆脱骚扰或纠缠的过程中,务必清晰、坚定地表明自己的拒绝态度,不留任何模糊或误解的空间,确保对方明确知晓你的立场。

◇及时记录与报案:牢记侵害者的显著特征,包括外貌、穿着、行为特点等,并在安全后立即向警方报案,提供详尽信息以便调查。

◇医学检查与证据保留:选择正规医疗机构进行专业检查,确保性侵害的生物学证据得到妥善收集与保存,同时接受必要的医疗处理,降低意外妊娠及生殖道感染等风险。

◇ HIV 暴露后预防:若不幸遭受性侵害,应及时前往当地疾病预防控制中心艾滋病自愿咨询检测(VCT)门诊及相关医疗机构进行咨询与检测,这些机构均能做到保密服务。根据专业医生的评估决定是否采取暴露后预防(PEP)措施,以降低 HIV 感染的风险。暴露后预防用药可以有效降低感染艾滋病病毒的风险。用药时间越早越好,在暴露后 2 小时内服用效果最佳,72 小时内服用有较高的阻断成功率。全国艾滋病咨询检测点可在中国疾病预防控制中心性病艾滋病预防控制中心官网上查询。

◇寻求心理援助:遭受侵害并非受害者的过错,无须背负任何羞耻或负罪感。受害者及时寻求心理健康专家或精神科医生的帮助,进行心理疏导与治疗,是恢复身心健康的关键。

思考与探究

1. 说一说 如何抵御他人的不良诱惑和压力,拒绝性侵害?
2. 想一想 为什么和年轻人讨论性与性健康很重要?

▸▸ 章末小测试

一、单选题

1. 下列对性知识的认识,正确的是(　　)

   A. 性知识是不科学的,不能公开讨论

   B. 学不学性知识,都无所谓

   C. 掌握必要的性知识,可以正确对待自身出现的变化

   D. 学习性知识是羞耻的,会影响身体健康

2. 合理搭配是平衡膳食的保障。我们日常应尽量保证营养素种类齐全、数量充足、比例适当。以下哪种搭配不符合该原则(　　)

   A. 食物多样,合理搭配

   B. 多吃新鲜蔬菜和水果

   C. 适当增加奶、蛋、瘦肉和豆类等优质蛋白质摄入

   D. 少盐少油,多吃甜食与动物脂肪

3. 下列关于青春期的说法中,错误的是（　　）

    A. 青春期是从童年到成年的过渡阶段

    B. 青春期是指生殖器官迅速发育到发育成熟的阶段

    C. 青春期是神经系统从开始发育到发育成熟的阶段

    D. 青春期身高体重迅速增长,内脏器官的功能大大加强

4. 男性第二性征发育不包括（　　）

    A. 阴毛　　　　　　　　　　B. 腋毛

    C. 胡须　　　　　　　　　　D. 变声

    E. 睾丸增大

5. 下列哪项属于性骚扰行为（　　）

    A. 与朋友一起吃饭

    B. 给朋友发送祝福信息

    C. 与同学讨论习题

    D. 未经对方同意触摸对方的隐私部位

二、多选题

1. 培训教师认真倾听学员咨询性知识时,正确的做法是（　　）

    A. "听"比"说"更重要

    B. 培训教师在倾听过程中对理解的内容展现相应的反应

    C. 不随意对谈话内容作出对错判断或道德批判

    D. 培训教师在倾听过程中可以有多余的动作

2. 培训教师面对学员咨询性知识时,应注意少用、慎用的问题是（　　）

    A. 非限制性问题　　　　　　B. 封闭性问题

    C. 诱导性问题　　　　　　　D. 追问性问题

3. 面对经历过性行为的未成年人,培训教师应该保持（　　）的态度

    A. 置之不理　　　　　　　　B. 歧视怠慢

    C. 耐心引导　　　　　　　　D. 热情接待

4. 面对学员咨询时,有助于培训教师引入性话题的有( )

    A. 若你感觉不愿意回答,或者没有想好要如何回答这个问题,无须立刻回答,可以慢慢来,不着急

    B. 今日你跟我倾诉的内容,没有你的允许,绝不会有第三个人知道,请放心

    C. 我需要提问一些较为隐私的两性话题,如果你能坦诚地回答,将有助于我了解情况并帮你找到最适合的解决方法

    D. 来咨询关于性的各类问题的同学有很多,青春期对性产生好奇与疑惑是正常的现象,我会倾听每位来访者的问题,与之探讨两性话题、艾滋病等内容

5. 随着青春期的到来、性意识的觉醒,性冲动的科学调节方式可以有( )

    A. 正常与异性交往。若青少年刻意避免与异性交往,当接触异性时,可能对性高度敏感,甚至可能导致青少年胡思乱想、心绪不宁

    B. 青春发育期的性成熟、性意识与性冲动都是正常的,是每个人都必须经历的。思想不要过度集中于与性相关的问题,以免影响正常生活与学习,也不可过分压抑,避免产生焦虑、抑郁等不良情绪

    C. 制定并严格遵守规律的生活作息,对控制青少年的性冲动、性刺激、性欲望等方面具有一定的积极作用

    D. 避免接触可能引起性冲动、性刺激的书籍、电影、游戏等。青少年的意志力也随之得到培养与强化

三、判断题

1. 学校培训教师在性教育中起着重要的作用,需要加强学校与家长之间的沟通与联系。

2. 青春期的性教育需要全社会的共同重视与参与,但并不属于社会行为科学的范畴。

3. 人的性行为具备严肃性特征,并不仅仅意味着性交,我们应该提倡安全的、有保护的、有意愿的性行为。

4. 遭遇性侵害时,要坚决进行暴力反抗,不惜以命相搏。

5. 若受到性侵害,应该立即报警,用法律武器维护自己的权益。

▌参考答案▌

一、单选题　1. C;2. D;3. C;4. E;5. D。

二、多选题　1. ABC;2. BCD;3. CD;4. ABCD;5. ABCD。

三、判断题　1. 对;2. 错;3. 对;4. 错;5. 对。

▶▶ 主要参考文献

[1] 国家卫生健康委员会. 国家卫生健康委员会新闻发布会解读青少年健康的核心信息 [EB/OL]. (2018-09-25)[2024-06-21]. https://www.gov.cn/xinwen/2018-09/25/content_5325251.htm#1.

[2] 联合国人口基金,联合国教科文组织. 全面性教育技术指南:国际标准在中国的潜在本土化应用 [Z]. 北京:联合国人口基金驻华代表处,2022.

[3] 联合国教科文组织,联合国艾滋病规划署,联合国人口基金,等. 国际性教育技术指导纲要(修订版)中文版 [Z]. 北京:联合国教科文组织驻华代表处,联合国人口基金驻华代表处,2018.

[4] 新华社. 习近平:高举中国特色社会主义伟大旗帜 为全面建设社会主义现代化国家而团结奋斗——在中国共产党第二十次全国代表大会上的报告 [EB/OL]. (2022-10-25)[2024-06-25]. https://www.gov.cn/xinwen/2022-10/25/content_5721685.htm.

[5] 中央网络安全和信息化委员会办公室. 中央网信办部署开展 2024 年"清朗"系列专项行动 [EB/OL]. (2024-03-15)[2024-06-25]. https://www.cac.gov.cn/2024-03/15/c_1712088026696264.htm.

[6] 王英珍. 完善性侵害未成年人犯罪防控模式 [EB/OL]. (2023-12-14)[2024-06-30]. https://www.spp.gov.cn/llyj/202312/t20231214_636817.shtml.

[7] 中华人民共和国教育部. 中小学健康教育指导纲要 [EB/OL]. (2008-12-01) [2024-07-04]. https://www.gov.cn/gongbao/content/2009/content_1310690.htm.

[8] 世界卫生组织. 青少年健康和发展 [M]. 日内瓦:世界卫生组织,2019.

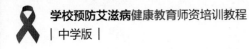
[9]　联合国儿童基金会 . 青少年发展指标 [R]. 纽约 : 联合国儿童基金会 ,2020.

[10]　中国健康教育中心 . 中国青少年健康教育核心信息及释义 (2018 版)[M]. 北京 : 人民卫生出版社 ,2018.

第二章

预防艾滋病

培训目标

1. 知识目标 解释艾滋病相关概念;叙述窗口期的含义;认识艾滋病感染者初期的表现;能够列出常见的性传播疾病的名称;完成艾滋病危险行为分级的活动。了解我国艾滋病防治现状和相关法律法规及政策。

2. 态度目标 认识学校开展预防艾滋病教育的重要性和意义;愿意将预防艾滋病教育融合贯穿在日常教学中或开设专题教育;主动了解当地艾滋病的流行情况;关爱和平等对待身边的艾滋病感染者和患者。

3. 技能目标 分析辨识可能感染艾滋病的生活行为;能够向学员正确传授性传播疾病 / 艾滋病相关知识;设计表现艾滋病传播速度、识别危险行为、预防措施等的教学活动。

推荐学时

6 小时

培训内容

不同主题培训内容的培训方法及学时分配见表 2-1。

表 2-1 "预防艾滋病"培训内容

主题	推荐培训 / 教学方法	学时 / 小时
艾滋病相关概念与基本知识、本地青少年感染概况及相关法律	专题讲座、播放视频	1.5
艾滋病的传播途径及其与生活行为的关系	卡片接龙游戏、危险行为分级讨论、头脑风暴	2
艾滋病的危害	小组讨论、播放视频、角色扮演	1
艾滋病及性传播疾病的防治措施	小组讨论、情景剧、专题讲座	1.5
学时小计		6

关键词

艾滋病（AIDS）;人类免疫缺陷病毒（HIV）;窗口期;性传播;高危行为

核心信息

1. 艾滋病的全称是获得性免疫缺陷综合征,是人体感染人类免疫缺陷病毒（HIV）而引起的一种慢性传染病。

2. 艾滋病病毒主要通过性传播、血液传播和垂直传播感染。

3. 窗口期是指从艾滋病病毒感染人体到感染者血清中的 HIV 抗体、抗原或核酸等感染标志物能被检测出之前的时期。

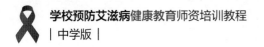

| 第一节 | 艾滋病基本概念 |

通过专题讲座和观看视频的活动,提高中学生对艾滋病基本概念的认识,了解青少年艾滋病感染概况。"艾滋病基本概念"主题共 1.5 个小时。专题讲座活动首先通过互动提问引入性传播疾病和艾滋病的主题,再讲授常见性传播疾病的种类、本地青少年艾滋病感染概况以及相关的法律法规。观看视频活动首先通过专题讲座解释艾滋病相关概念,然后观看科普视频进一步理解艾滋病病毒感染人体的过程、艾滋病的不同分期和常见表现。

一、专题讲座——本地青少年艾滋病感染概况

(一)活动目的

通过查阅本省/本市公开的数据资料或邀请当地疾病预防控制中心相关工作人员开展专题讲座,让学员了解本地青少年艾滋病感染概况及艾滋病防治相关法律。为后续引入艾滋病相关概念与基本知识奠定基础。

(二)活动时间

30 分钟。

(三)活动方法

专题讲座。

(四)活动准备

1. **物料准备** 笔记本电脑和投影仪,扩音设备,黑板或白板。
2. **课件准备** "本地青少年艾滋病感染概况"课件。
3. **场地准备** 教室或会议室。

(五)活动步骤

1. **导入(3 分钟)** 培训教师可通过互动提问的方式吸引学员的参与。互动提问:"常见的性传播疾病有哪些? 本省 / 本市有多少人感染了艾滋病病毒? 在这些艾滋病病毒感染者中,青少年的占比是多少?"培训教师对学员们的回答不作正面回应,请学员们带着这些问题进入专题讲座环节。

2. **核心信息讲解(20 分钟)**

♥ **教学提示** ————————————————————

　　常见的性传播疾病包括淋病、梅毒、尖锐湿疣、生殖器疱疹、滴虫病和艾滋病等。培训教师可参照"知识拓展"中的内容,查阅本地青少年感染艾滋病的情况,进行核心信息讲解。

————————————————————————————

3. **互动提问(5 分钟)** 核心信息讲授完后,培训教师再一次提问:"本省 / 本市有多少人感染了艾滋病病毒? 在这些感染者中,青少年的占比大概是多少?"要求学员们回答。

　　培训教师进一步提问:"我国青少年感染艾滋病的情况不容乐观,国家制定了哪些防治艾滋病的法律法规呢?"

♥ **教学提示** ————————————————————

　　培训教师可参照"知识拓展"中的内容,或查阅其他相关资料,对学员们的回答进行归纳和总结。

————————————————————————————

4. **培训教师小结(2 分钟)**

◇艾滋病是一种危害大、病死率高的重大传染病,目前既不可治愈,也没有疫苗,一旦感染艾滋病,需要终身规律服药。

◇学习掌握相关法律法规知识,运用法律武器减少感染艾滋病的风险和保护自身安全。与十四周岁以下未成年人发生性关系,不管对方是否自愿,都是犯罪行为;故意传播艾滋病要承担法律责任;吸毒是违法行为,要受到法律惩处。

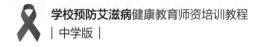

二、观看视频——什么是艾滋病?

(一)活动目的

通过专题讲座和观看视频,让学员理解艾滋病相关概念与基本知识,熟悉艾滋病的病程分期,了解艾滋病病毒的特征和感染人体的过程。为后续学习艾滋病的预防策略和措施奠定基础。

(二)活动时间

60 分钟。

(三)活动方法

专题讲座、观看视频。

(四)活动准备

1. **物料准备** 笔记本电脑和投影仪,扩音设备,黑板或白板。
2. **课件准备** "艾滋病与艾滋病病毒"课件。
3. **视频准备** 视频 1 "世界艾滋病日 HIV 的自白"、视频 2 "艾滋病离你有多远? 你应该了解的艾滋病知识"、视频 3 "知艾防艾:关于艾滋病,大家最关心的问题都在这"(上述视频均可在"科普中国"网站搜索下载)。
4. **场地准备** 教室或会议室。

(五)活动步骤

1. **导入(3 分钟)** 培训教师可先通过互动提问的方式吸引学员的关注。互动提问:"什么是 HIV? 什么是 AIDS? 两者是一回事吗? HIV 和 AIDS 之间有什么联系呢?"培训教师对学员们的回答不作正面回应,引导学员们带着问题进入专题讲座环节。

2. 专题讲座(20 分钟)

💙 **教学提示** ————————————————————————

培训教师根据"知识拓展"中的内容,进行核心信息讲解。

————————————————————————

3. 互动提问(5 分钟) 通过专题讲座,想必大家已经掌握了艾滋病(AIDS)与艾滋病病毒(HIV)的区别和联系了。培训教师再提出一个问题:感染了 HIV 的人,一定会得 AIDS 吗? 培训教师鼓励学员们积极发言,但不对学员们的回答作正面回应,引导学员们带着问题进入观看视频环节。

4. 观看视频 1(10 分钟)

(1)观看前提问:艾滋病病毒长什么样子呢? 它是如何攻击人体的淋巴细胞的呢? 请大家带着这些问题,观看以下视频。

(2)观看视频 1"世界艾滋病日 HIV 的自白"。

(3)观看后小结:艾滋病病毒是一种 RNA 病毒,直径约 80 ~ 140nm,呈圆形或卵圆形,病毒表面可见杆棒样突起。艾滋病病毒感染人体 $CD4^+T$ 淋巴细胞的过程主要分为 4 步:①吸附、膜融合及穿入;②反转录、入核及整合;③转录及翻译;④装配、成熟及出芽。

5. 观看视频 2(10 分钟)

(1)观看前提问:感染艾滋病病毒后,人体会经历哪些不同的时期呢? 每个时期又有哪些不同的临床表现呢? 请大家带着这些问题,观看以下视频。

(2)播放视频 2"艾滋病离你有多远? 你应该了解的艾滋病知识"。

(3)观看后小结:艾滋病的病程与分期,以及不同分期的症状与表现。

💙 **教学提示** ————————————————————————

培训教师根据"知识拓展"中的艾滋病的病程与分期,进行总结。

注意:艾滋病的分期存在不同的说法。例如急性期(包含窗口期)、潜伏期和艾滋病;又如急性感染期、潜伏期、艾滋病前期和典型艾滋病期。这些说法大同小异,没有绝对的对错之分。

————————————————————————

6. 观看视频 3(10 分钟)

(1)观看前提问:通过前面的学习我们知道,艾滋病的全称是获得性免疫缺陷综合征。那艾滋病病毒是如何损害人体的免疫系统的呢? 请大家带着这个问题,观看以下视频。

(2)观看视频 3 "知艾防艾:关于艾滋病,大家最关心的问题都在这"。

(3)观看后小结:艾滋病病毒以人体免疫系统中的 CD4$^+$T 淋巴细胞为靶标,通过感染 CD4$^+$T 淋巴细胞使人体的免疫系统遭到破坏,造成被感染者的免疫能力低下,无法正常抵御外界病原的攻击,最终导致人体健康受损。

7. 培训教师小结(2 分钟)

◇艾滋病(AIDS)的全称是获得性免疫缺陷综合征,是人体感染人类免疫缺陷病毒(HIV)而引起的一种慢性传染病。HIV 感染者不等于 AIDS 患者。被艾滋病病毒感染但还没有出现艾滋病症状的人称为 HIV 感染者。从 HIV 感染者发展成 AIDS 患者大约需要几年或更长的时间。

◇不能通过外表判断一个人是否感染了艾滋病病毒,只有通过检测才能判断。如发生过易感染艾滋病的行为,要尽早告诉监护人,主动进行艾滋病检测与咨询,早发现、早诊断。

知识拓展

1. 艾滋病(AIDS)与艾滋病病毒(HIV) 艾滋病是一种极具危害性且病死率极高的重大传染病,目前既不可完全治愈,又没有疫苗可以对其进行有针对性的预防。艾滋病的全称是获得性免疫缺陷综合征(acquired immune deficiency syndrome,AIDS),是人体感染人类免疫缺陷病毒(human immunodeficiency virus,HIV)而引起的一种慢性传染病。HIV 本身不会导致任何疾病,但人体感染 HIV 以后,病原体专门攻击淋巴细胞并破坏免疫系统,导致 CD4$^+$T 淋巴细胞减少,进而引发进行性免疫功能缺陷。这使感染者容易继发各种机会性感染、恶性肿瘤和中枢神经系统病变,最终导致死亡。

2. 艾滋病的流行情况与趋势　自 1981 年 6 月美国发现首例 AIDS 病例以来,AIDS 在全球范围内以惊人的速度蔓延。联合国艾滋病规划署报道,截至 2022 年年底,估计全球有 3 900 万 HIV 感染者,比 2010 年增加了近 4 倍。2022 年全球新发感染艾滋病病毒人数为 130 万,同时有 63 万人死于 AIDS 相关疾病。这相当于平均每天约有 3 600 人感染 HIV,平均每分钟就有 1 人因 AIDS 死亡。全球 90% 的 HIV 感染者和 AIDS 患者生活在发展中国家。

目前,我国 HIV/AIDS 的流行形势严峻,影响范围广泛,几乎覆盖了全国所有地区。目前我国 HIV/AIDS 的流行特征主要有以下几点:①主要传播途径仍然为性传播,且同性性行为传播的比例上升较快;②归功于近些年艾滋病综合防治措施的实施,AIDS 的流行速度有所减缓;③整体呈低流行状态,但仍有一些地区流行情况较严重。截至 2022 年年底,我国报告现存 HIV 感染者和 AIDS 患者合计 122.3 万例。其中 AIDS 患者为 53.4 万,累计报告 AIDS 死亡人数为 41.8 万人。97% 的 HIV 感染者是通过性传播途径感染的。不仅如此,我国每年报告的 HIV 感染者中一发现就是艾滋病晚期的占 35%。

2020 年报告的全国近 3 000 例 15 ～ 24 岁青年学生病例,有三个关键特点:一是传播方式以性传播为主;二是存在明显的性别差异,病例以男性为主;三是高危人群发生变化。2015 年以后,其他年龄段感染者数量呈现下降趋势,但 15 ～ 17 岁年龄段的青少年感染者数量仍然在上升。因此,中学生成为预防艾滋病的重点人群。

3. 艾滋病防治相关法律法规

(1)艾滋病病毒感染者和艾滋病病人的各项权利受到法律保护。《中华人民共和国传染病防治法》规定"任何单位和个人不得歧视传染病病人、病原携带者和疑似传染病病人"。《艾滋病防治条例》规定"任何单位和个人不得歧视艾滋病病毒感染者、艾滋病病人及其家属。艾滋病病毒感染者、艾滋病病人及其家属享有的婚姻、就业、就医、入学等合法权益受法律保护"。

(2)故意传播艾滋病违反国家法律法规，需要承担相应的法律责任。《艾滋病防治条例》规定"艾滋病病毒感染者或者艾滋病病人故意传播艾滋病的，依法承担民事赔偿责任；构成犯罪的，依法追究刑事责任"。艾滋病病毒感染者和艾滋病病人在得知感染艾滋病病毒后应主动告知性伴或配偶。《最高人民法院、最高人民检察院关于办理组织、强迫、引诱、容留、介绍卖淫刑事案件适用法律若干问题的解释》规定，明知自己感染艾滋病病毒而卖淫、嫖娼，或明知自己感染艾滋病病毒，故意不采取防范措施而与他人发生性关系，致使他人感染艾滋病病毒的，依照刑法第二百三十四条第二款的规定，以故意伤害罪定罪处罚。

4. 艾滋病的病程与分期　从感染艾滋病病毒到发展为艾滋病有一个完整的自然过程。通常可分为3期：急性感染期、无症状期和艾滋病期。

(1)急性感染期：通常指初次感染艾滋病病毒后的2～4周，大部分患者通常没有典型的症状，主要表现为发热、咽痛、恶心、呕吐、腹泻、皮疹、关节痛等症状。窗口期是指人体从感染艾滋病病毒到感染者血清中产生足够被检测到的HIV抗体、抗原或核酸等感染标志物的时期。通常在感染开始的一段时间内，虽然感染者体内有艾滋病病毒存在并具感染性，但血清中尚不能检测到HIV抗体，因此称为窗口期。窗口期长短与标志物和检测方法有关，目前常用的艾滋病病毒抗体检测的窗口期为3～12周。因此如发生高危行为，应该在3周后及早进行检测，如果检测为阴性，在发生高危行为12周后应再进行一次检测。

(2)无症状期：HIV感染者可从急性期进入此期，或从无明显的急性期症状而直接进入此期。这一阶段可以持续3～20年，甚至更长。潜伏期内，艾滋病病毒在默默复制，但免疫功能还没有受到严重破坏，并不会出现明显的临床症状,感染者可能毫无知觉,跟普通人并无两样。此时,患者体内 HIV 抗体一直呈阳性。这一时期的感染者看起来跟正常人一样,可以正常生活和工作。但是无症状潜伏期的感染者具有传染性,这一时期是传播艾滋病病毒最主要的时期,危险性更高。

(3)艾滋病期:当人体的大量免疫细胞被艾滋病病毒破坏后,患者就会进入艾滋病期。由于病毒大量复制,感染者的免疫力受到严重破坏,导致这个时期人体免疫力极低,患者会发生各种感染和身体多系统的病变。如果没有接受抗病毒治疗,感染者会出现一种或多种艾滋病指征性疾病,最后会因不同的感染或肿瘤而死亡。

5. 其他相关知识拓展　如果您想获取更多艾滋病相关科普知识和资料,可关注中国疾病预防控制中心官网的"防艾科普"栏目,或者在"科普中国"网页搜索"艾滋病"。

第二节　艾滋病传播途径及危险行为

通过参与式游戏和观看视频,帮助中学生熟悉艾滋病的传播途径,辨识可能感染艾滋病的生活行为,掌握艾滋病危险行为分级。"艾滋病传播途径及危险行为"主题共 2 个小时。卡片接龙游戏让中学生识别艾滋病的高危人群,通过互动提问和小组讨论理解艾滋病高危人群和高危行为的区别。通过情境讨论和头脑风暴,让中学生识别和区分艾滋病病毒传播的高危行为和低危行为,完成危险行为分级讨论。最后通过观看视频和互动提问,帮助中学生进一步理解艾滋病的传播途径。

一、卡片接龙游戏——艾滋病的高危人群

（一）活动目的

通过参与式游戏和互动提问，让学员识别和区分艾滋病的高危人群，理解艾滋病高危人群和高危行为的区别和联系。

（二）活动时间

45 分钟。

（三）活动方法

参与式游戏、互动提问。

（四）活动准备

1. **物料准备** 卡片 10 ~ 15 张，写有"危险"和"安全"的牌子各一块。
2. **场地准备** 教室或大型会议室。

（五）活动步骤

1. 将写有"危险"和"安全"的牌子分别放置在讲台的两端，中间最好间隔 3m 左右。

2. 培训教师邀请 10 ~ 15 名学员自愿参与本次游戏，并将写有不同职业或人群的卡片随机分发给这些学员。

💗 **教学提示**

　　培训教师可根据当地的社会文化特点来设计不同的职业或人群。例如医生、公务员、农民、家庭主妇、理发师、大学生、无业青年、同性恋者、双性恋者、多性伴者、性工作者、嫖娼者、吸毒者、酗酒者、AIDS 患者的亲朋好友等不同的职业或人群。

3. 请手持卡片的学员估计卡片上的职业或人群感染艾滋病病毒的概率大小，依次站上讲台，找到自己的位置。认为感染概率很大的，站在"危险"一侧；认为感染概率很小的，站在"安全"一侧。介于中间的，可根据感染概率的大小靠近"危险"一侧，或者靠近"安全"一侧，或者站在正中间。

4. 当第一位手持卡片的学员站好位置之后，培训教师向他／她提问："你为什么站在这个位置？（你在估计自己感染艾滋病病毒的概率时，考虑了哪些因素或行为？）"接下来，学员可进行一段简短的自我介绍，例如："我是一名临床医生，我在门诊时，可能会和 HIV 感染者交谈；我在手术中，可能会有一定的概率接触到 HIV 感染者或 AIDS 患者的血液。因此，我认为自己属于比较危险的职业，站在靠近'危险'一侧。"然后培训教师向台下的其他学员提问："你们同意他／她的观点吗？为什么？如果大家都认为他／她站的位置不合适，可以根据大家的意见进行适当调整。"

5. 其他手持卡片的学员依次站上讲台，完成上述提问和站位调整，进行接龙（以上活动步骤 40 分钟）。

6. 讨论与小结（5 分钟） 卡片接龙游戏结束后，培训教师可进行如下提问：为什么有些职业或人群比较"危险"？比较"危险"的职业或人群有什么共同的特点？一个人的职业和工作内容与感染艾滋病病毒的概率有什么关系？通过这个游戏，我们有什么启发？

小结：感染艾滋病病毒的概率大小取决于一个人的行为，而不是他／她的性别、身份、社会地位等。因此，只通过职业或人群来判断他们感染艾滋病病毒的概率大小是不合适的，我们还应该考虑他们是否发生危险行为。危险行为必然大大提高感染艾滋病病毒的危险。我们不能认为所谓的高危人群（嫖娼者、性工作者、吸毒者等）才有危险，而公务员、家庭主妇、大学生等就一定安全。

❤ **教学提示**

培训教师可根据"知识拓展"中的内容，对讨论与小结进行一定的拓展。

二、危险行为分级讨论——艾滋病的高危行为

(一)活动目的

通过参与式游戏和互动提问,让学员识别和区分艾滋病病毒传播的高危行为和低危行为,理解艾滋病的传播途径。

(二)活动时间

45 分钟。

(三)活动方法

参与式游戏、头脑风暴。

(四)活动准备

1. **物料准备** 卡片 25 ~ 30 张,写有"危险""安全""不确定"的牌子各一块。

2. **场地准备** 教室或大型会议室。

(五)活动步骤

1. 将写有"危险""安全""不确定"的牌子分别放置在讲台上或张贴在黑板上。

2. 培训教师可根据表 2-2 的内容,将写有不同行为的卡片随机分发给 25 ~ 30 名学员(也可以在 2 张卡片上写同一种行为)。

表 2-2 艾滋病的高危行为、低危行为和安全行为

高危行为				
不戴安全套进行阴道性交	不戴安全套进行肛交	共用剃须刀	输入 HIV 感染者的血液	共用牙刷
共用注射针头吸毒	无保护地帮别人包扎伤口	给婴儿哺乳	在非正规的诊所拔牙	使用未消毒的器具文身

续表

低危行为				
护理 AIDS 患者	被 HIV 感染者抓伤	正确佩戴安全套进行性交	有唾液接触的亲吻	照顾 HIV 感染者的日常生活
安全行为				
握手	拥抱	共同进餐	共用马桶	共用麦克风
被蚊虫叮咬	礼节性亲吻	一起看电影	一起学习或工作	一起去公共浴室洗澡

3. 假设上述每一种行为都与 HIV 感染者或 AIDS 患者一起进行,请学员判断自己手中卡片的行为,按照危险程度分级,将卡片放置或张贴在"危险""安全"或"不确定"的位置。

4. 教师引导学员进行头脑风暴,自由讨论并发言评论每张卡片是否分类正确。

5. 针对存在争议的行为进行分类,进行重点讨论。赞成方和反对方分别阐述理由(以上活动步骤 40 分钟)。

💙 **教学提示**

　　培训教师判定的原则是:只要双方产生了体液交换就有可能传播艾滋病病毒。但是,这个活动的答案并不唯一,可能存在很多"不确定"。

　　考虑到不同的实际情况,安全行为和危险行为并不是绝对的。例如,有人认为 AIDS 患者容易出血,护理时可能产生体液交换,因此护理 AIDS 患者是危险行为。但也有人认为这种出血只要没有双方伤口接触,就是安全的。只要言之有理,培训教师可以允许学员有不同意见。

6. 讨论与小结(5 分钟)　活动结束后,培训教师可进行如下提问:"感染艾滋病的高危行为和低危行为是绝对的吗?"鼓励学员们积极讨论,各抒己见。

小结:培训教师由艾滋病的传播途径帮助学员分析出艾滋病传播须具备的条件,同时指出日常行为的危险程度分级在不同条件下可以转换。并且强调,如果没有预防意识,安全行为可能变成危险行为;而如果时刻采取预防措施,危险行为也可变为安全行为。加强预防意识,但不要对正常的社会交往感到恐惧,草木皆兵。

在现实生活中,我们不知道自己的身边是否存在 HIV 感染者,所以我们应该假设艾滋病病毒的存在,从而作出最安全的选择。正确使用安全套,可以大大降低感染艾滋病病毒的风险。

三、观看视频——艾滋病的危险行为

(一)活动目的

通过观看视频和头脑风暴,识别和区分艾滋病传播的高危行为。

(二)活动时间

30 分钟。

(三)活动方法

观看视频、头脑风暴。

(四)活动准备

1. **物料准备** 笔记本电脑和投影仪,扩音设备,黑板或白板。

2. **视频准备** 视频"互动科普——身边的危险"(可通过中国疾病预防控制中心官网搜索下载)。

3. **场地准备** 教室或会议室。

(五)活动步骤

(1)引入(2 分钟):2022 年世界艾滋病日主题宣传活动在北京举行。活动现场通过互动式科普展示了 10 种行为活动,中国疾病预防控制中心专家对 10 位大学生志愿者展示的 10 种行为进行了点评,帮助识别不同行为的风险,提高预防艾滋病的技能。

(2)观看前提问(1 分钟):视频中提到的 10 种行为中,哪些是传播艾滋病的高危行为呢？请大家带着这个问题,观看以下视频。

(3)播放视频(11 分钟):"互动科普——身边的危险"。

💜 **教学提示** ————————————————————

　　视频播放至恰当时刻时,暂停播放,并邀请学员们对视频中的行为进行判断,哪些属于艾滋病传播的高危行为？如果学员们对一种或几种行为的判断产生了不同意见,培训教师应重点引导学员们进行讨论。

　　讨论过后,继续播放视频。观看视频中专家对各种行为的判断和解读。

(4)头脑风暴(12 分钟):视频观看结束后,培训教师提问:"结合艾滋病的传播途径和传播条件,除了视频中提及的行为之外,你还能列举其他感染艾滋病的高危行为吗？"

💜 **教学提示** ————————————————————

　　培训教师可根据"知识拓展"中的内容,判断学员们列举的行为是否属于传播艾滋病的高危行为。

(5)培训教师小结(4 分钟)

◇目前我国青年学生中艾滋病的主要传播方式为性传播,特别是男性同性性行为传播。近年来每年发现的青年学生艾滋病病毒感染者中,超过 80% 通过男性同性性行为感染。每 12 位男性同性性行为者中就有 1 位是艾滋病病毒感染者。部分地区青年学生中艾滋病疫情向低龄化发展。

◇性传播疾病和使用毒品可增加感染艾滋病病毒的风险,使用未经严格消毒的工具文身、打耳洞、拔牙等都有感染艾滋病病毒的可能。

◇日常学习和生活接触不会传播艾滋病,艾滋病病毒感染者和艾滋病患者应得到理解和关怀,不能歧视他们,要反对社会歧视。

知识拓展

1. 艾滋病的传染源　艾滋病的传染源是 HIV 感染者和 AIDS 患者。病毒主要存在于患者和感染者的精液、阴道分泌物、血液、乳汁、胸腹水和脑脊液等体液中。

2. 艾滋病的传播途径　HIV 感染者体内的血液、精液、阴道分泌物、乳汁、伤口渗出液中会含有较大量的艾滋病病毒，具有传染性。在眼泪、唾液、汗液中也会有微量的病毒存在，但这些并不能造成艾滋病病毒的传播。因此，艾滋病病毒主要通过性接触、血液及血制品和垂直传播感染。近年来，我国经输血及使用血液制品传播的病例接近零报告，经注射吸毒传播和垂直传播也已得到很好的控制，性传播成为我国艾滋病的主要传播途径。

(1)性传播：在未采取安全套等保护措施的情况下，性交(包括阴道交、肛交、口交等)过程中会因为接触对方的精液、阴道分泌物而感染艾滋病病毒。极端情况下，性交中如有皮肤黏膜破损，也会通过接触对方血液感染艾滋病病毒。以下行为会增加性传播风险：①性伴侣越多，感染的风险越大。②感染性传播疾病后容易造成黏膜破损，增大艾滋病病毒进入人体的概率，因此患有其他性传播疾病也会增加感染艾滋病的风险。③男性同性性行为感染艾滋病的风险高。男性同性性行为常常采取肛交的方式，肛门皮肤黏膜易破损出血，相比异性性行为方式更容易造成艾滋病病毒的侵入和传播。

(2)血液传播：凡是接触到血液的行为，都可能造成艾滋病病毒经血液途径传播。例如共用注射器静脉吸毒，输入被艾滋病病毒污染的血液及血液制品，使用被艾滋病病毒污染且未经严格消毒的注射器和针头，移植被艾滋病病毒污染的组织或器官，与艾滋病病毒感染者或艾滋病患者共用剃须刀、牙刷等，都存在感染艾滋病病毒的风险。

(3)垂直传播：感染了艾滋病病毒的孕妇，可以通过以下 3 种方式造成垂直传播。①胎盘途径：艾滋病病毒可以通过孕妇的血液进入胎盘，从而感染胎儿。②分娩时传播:在分娩过程中,艾滋病病毒可以通过产道以及产后血性分泌物感染婴儿。这时候如果孕妇未接受或采取有效的抗病毒治疗或防护措施,传播的风险较高。③哺乳传播:艾滋病病毒也可以通过母乳传播给婴儿。母乳中含有艾滋病病毒,因此母乳喂养时存在传播的风险。有数据显示,HIV孕产妇感染者发生垂直传播的概率约为11%~60%。但是,如果在妊娠早期(最好在妊娠前)接受母婴阻断治疗,很大程度上可以生育健康的婴儿。

3. 艾滋病的易感人群 艾滋病病毒对所有人群普遍易感。艾滋病的易感人群,即与艾滋病病毒接触密切的人群,其感染艾滋病病毒的概率比一般人群高。主要包括男男性行为者、多性伴者、与HIV感染者或AIDS患者有性接触者、静脉注射吸毒者等。

4. 艾滋病病毒的传播条件 艾滋病病毒的传播需要具备一定的条件,包括以下几方面。①排出:要有艾滋病病毒从感染者体内经体液排出。②存活:随体液排出的病毒必须处于能存活的条件。③足量:存活病毒需要达到一定的数量。④侵入:病毒通过某种入口进入到人体内,如皮肤、黏膜、生殖道、口腔等有破损等。

5. 感染艾滋病病毒的高危行为 性教育缺失、过早发生性行为、安全性行为知识匮乏,以及对性传播疾病(简称"性病")和艾滋病危险的认识不足等,是直接危害青年学生生殖健康,导致艾滋病传播的重要原因。

(1)不安全性行为是艾滋病传播的主要方式:青年学生性观念及性行为的变化是造成青年学生群体艾滋病疫情上升的主要原因。新发现的学生HIV感染者和AIDS患者以经性传播感染为主。青年学生容易感染艾滋病病毒的不安全性行为包括无保护(不使用安全套)的男男性行为、与不知晓感染状况的人发生无保护性行为、与多人发生性行为、吸毒或醉酒后发生性行为等。其中,无保护的男男性行为是最容易导致艾滋病病毒传播的性行为类型。这是因为相比于阴道上皮,直肠黏膜更为脆弱,在性行为过程中更容易受到损伤,使艾滋病病毒更易于入侵。同时,男男性行为者拥有多性伴的比例也较高。

(2)使用毒品会增加感染艾滋病病毒的风险:与 HIV 感染者共用针具吸毒会使艾滋病病毒通过污染的针具传播。使用新型毒品(冰毒、摇头丸、K 粉等)或者醉酒会刺激或抑制中枢神经活动,降低风险意识,导致多性伴和发生无保护性行为,增大感染艾滋病病毒的风险。有研究表明,使用毒品、酒精等行为会减弱青年学生决策时的理性,从而增加危险性行为的发生。毒品可能化身成"可乐""奶茶""糖豆豆""邮票"等,青年学生要提高对这些"换装"毒品的辨识力,增强对毒品的警惕性,远离毒品,保持身心健康。

(3)性传播疾病可增加感染艾滋病病毒的风险:性病患者感染艾滋病病毒的风险更高,特别是梅毒、生殖器疱疹、尖锐湿疣等以生殖器溃疡为特征的性病患者。溃疡使艾滋病病毒更容易入侵机体,也使艾滋病病毒感染者或艾滋病患者更容易将病毒传染给他人。及早发现和规范治疗性病及各种生殖器感染,可以降低感染艾滋病病毒和传播艾滋病的风险。怀疑自己患有性病时,要到正规医疗机构寻求规范化性病诊治服务。尽早检查,及时治疗,争取治愈,还要动员与自己有性接触的人接受检查和治疗。青年学生对性病相关知识掌握不足,容易发生误诊、漏诊的情况。因此,应对青年学生开展针对性的生殖健康教育,帮助青年学生及早发现病情,及早就医治疗。

(4)与他人共用针头(注射、文身等)极易造成艾滋病传播:青年学生打耳洞、文眉、文身等行为发生比例较高,所用工具如果消毒不严格,可能携带艾滋病病毒,导致感染风险增加。如个人确实需要注射、打耳洞、拔牙等,一定要到正规医疗机构进行,使用一次性或严格消毒的工具。此外,献血要严格遵照《中华人民共和国献血法》进行,输血时不要输入来历不明的血液。

6. 几种行为的艾滋病病毒传播危险辨析 艾滋病病毒是非常脆弱的病毒,不可能在人类细胞外繁殖,一旦离开人体便很难生存。常用消毒剂都可以杀灭艾滋病病毒。科学证明,与 HIV 感染者和 AIDS 患者的日常生活和工作接触不会感染艾滋病。目前还没有相关证据证明艾滋病病毒可经水、食物、昆虫叮咬或日常生活接触传播,大家对此应有正确认识,科学看待 HIV 感染者和 AIDS 患者,不需要过度防范和恐慌,谈"艾"色变。

(1)日常接触:在工作和生活中与 HIV 感染者和 AIDS 患者的一般接触,如握手、拥抱、礼节性亲吻(俗称"干吻",不接触唾液等体液,不会传播艾滋病病毒)、共同进餐,以及共用劳动工具、办公用具、钱币等,不会感染艾滋病病毒。艾滋病病毒不会经马桶圈、电话机、餐饮具、卧具、游泳池或公共浴池等公共设施传播。咳嗽和打喷嚏不会传播艾滋病病毒。但是,如果共用牙刷、剃须刀这些可能接触血液的日用品,则有可能感染艾滋病病毒。

(2)蚊虫叮咬:艾滋病病毒在蚊子体内不繁殖;蚊子叮咬时携带的血液极其微量,无法构成艾滋病病毒传播;蚊子在吸血时不会将已吸进体内的血液再注入被叮咬的人;至今尚无流行病学证据表明蚊虫叮咬会传播艾滋病,目前在世界范围内还没有发现因蚊虫叮咬而感染艾滋病病毒的病例。

| 第三节 | 艾滋病的危害 |

通过小组讨论、观看视频和角色扮演活动,帮助中学生认识艾滋病的危

害,理性看待艾滋病,消除歧视。"艾滋病的危害"主题共 1 个小时。首先通过小组讨论和头脑风暴,探讨艾滋病对个人、家庭和社会的危害。再通过观看视频,帮助中学生消除对艾滋病的歧视。最后通过角色扮演,了解艾滋病感染者的生活困境和现实需求,引导青少年尊重、关爱、不歧视艾滋病感染者和患者,进而降低艾滋病的"二次危害"。

一、小组讨论——艾滋病的危害

(一)活动目的

通过头脑风暴和小组讨论,让学员了解艾滋病对个人、家庭和社会的危害,为后续深刻理解预防艾滋病的重要意义奠定基础。

(二)活动时间

30 分钟。

(三)活动方法

小组讨论、头脑风暴。

(四)活动准备

1. **物料准备** 纸和笔。
2. **场地准备** 教室或会议室。

(五)活动步骤

1. 培训教师将所有学员分成 3 组,每组推选出组长、记录员和汇报人。

2. 由各组的组长来随机抽签,确定本组讨论的题目。推荐题目如下。

(1)艾滋病对个人有哪些危害?

(2)艾滋病对家庭有哪些危害?

(3)艾滋病对社会有哪些危害?

3. 各组开始讨论(5 分钟左右),由组长鼓励和协调本组的学员积极参与讨论,由记录员对学员讨论的要点进行记录。

4. 讨论结束后,由各组的汇报人起立汇报本组的讨论结果,本组其他学员可进行补充。

💗 **教学提示** ——————————————————

培训教师根据"知识拓展"中的内容,对上述问题进行总结和归纳。

(1)对个人:生理痛苦、心理压力和生活不便等。

(2)对家庭:加重经济负担,影响夫妻、亲子关系,影响家庭和谐等。

(3)对社会:消耗公共卫生资源、降低人口预期寿命、导致贫困、增加犯罪率等。

5. 三组依次汇报完后,所有学员进行头脑风暴:除了对个人、家庭和社会的危害之外,艾滋病还有其他危害吗? 培训教师引导学员进行自由发言。

💗 **教学提示** ——————————————————

培训教师可参考"知识拓展"中的内容,对学员们头脑风暴的发言进行总结和归纳。

6. 培训教师小结(2分钟) 提起疾病,人们往往首先想到的是健康问题,艾滋病的流行带来的不仅仅是个人健康问题,如果预防和控制不力,还会带来影响社会稳定和经济发展等一系列问题。因此,我们要对艾滋病防治给予高度重视。

二、观看视频和角色扮演——消除歧视,降低"二次危害"

(一)活动目的

通过观看视频和角色扮演,让学员理性认识艾滋病病毒感染者,消除歧视。

(二)活动时间

30 分钟。

(三)活动方法

观看视频、角色扮演。

(四)活动准备

1. **物料准备**　笔记本电脑和投影仪,扩音设备,黑板或白板,纸和笔。

2. **视频准备**　视频"如何让艾滋病病毒感染者不被歧视"(可在"科普中国"网站搜索下载)。

3. **场地准备**　教室或会议室。

(五)活动步骤

(1)引入(2 分钟):艾滋病会对个人、家庭和社会造成各种各样的不良影响。同时,HIV 感染者和 AIDS 患者也是受害者。我们应该科学认识艾滋病,正确对待 HIV 感染者和 AIDS 患者,不过度恐慌,不谈"艾"色变。因为不公正的对待和歧视,可能会对 HIV 感染者和 AIDS 患者造成严重的"二次伤害"。

(2)观看前提问(1 分钟):如果你的亲朋好友中有 HIV 感染者,你会怎么做?请大家带着这个问题,观看以下视频。

(3)播放视频(4 分钟):"如何让艾滋病病毒感染者不被歧视"。

(4)观看后总结(3 分钟):我们共同的敌人是艾滋病,而不是 HIV 感染者和 AIDS 患者。HIV 感染者和 AIDS 患者是受害者,应该得到朋友、家人和社会的理解和帮助。对他们的不公正待遇和歧视是不人道的。尊重、关爱、不歧视,有利于降低艾滋病的"二次危害",也有利于艾滋病的预防和控制。

组织角色扮演活动,进一步了解现实生活中 HIV 感染者和 AIDS 患者的困境和需求。

(5)角色扮演(18 分钟)

1)培训教师安排所有学员在现场找 1 ~ 2 位自己的好朋友或搭档,2 ~ 3 人为一组。

2)小组中的一人扮演HIV感染者,另一人扮演他/她的好朋友或者家人,最后一人作为记录员(2人小组可由扮演者担任记录员)。

3)各组开始自行表演。扮演HIV感染者的学员应重点表演HIV感染者的生活困境和现实需求,扮演好朋友或者家人的学员应重点表演对HIV感染者的关爱和帮助。记录员进行总结和记录:HIV感染者有哪些生活困境和现实需求? HIV感染者的好朋友或者家人能从哪些方面给予关爱和帮助?

4)各组扮演HIV感染者的学员和扮演好朋友或者家人的学员角色互换,再次开始上述表演。记录员进行总结和记录。

5)培训教师邀请各组的记录员进行汇报,陈述本组"HIV感染者"的困境和需求,"好朋友或者家人"的应对方式和效果。

♥ 教学提示

如果教学时间宽裕,培训教师可在各组表演完后,邀请最认真或最投入的一组学员自愿站上讲台,在其他学员面前表演。

(6)培训教师小结(2分钟):艾滋病病毒感染者和艾滋病患者应得到理解和关怀,反对歧视艾滋病病毒感染者和艾滋病患者。

知识拓展

艾滋病的主要危害

尽管感染艾滋病病毒并不会在短期内造成重大的身心健康损害或直接导致死亡,但是其可能导致的中、长期危害仍不容忽视。

1. 危害身体健康　以现有的医疗技术水平,AIDS还无法完全治愈。AIDS会提高死亡率,降低人类平均期望寿命,给人类健康带来严重威胁。进入艾滋病期,身体会出现各种各样的病痛,如持续的不明原因发热、不明原因腹泻、体重进行性下降、反复发生肺部感染、出现消化道症状、皮疹。到晚期甚至会出现神志改变、肢体活动障碍、视力下降等多个系统的损伤,最终导致死亡。

2. 造成心理压力　HIV 感染者和 AIDS 患者会面临沉重的心理压力。这些压力来源于多个方面,如担心感染情况被暴露、担心传染给朋友家人、担心遭受社会歧视或不公正待遇、担心影响求职和择偶等。另外,HIV 感染者和 AIDS 患者需要坚持终身服药,每天都要在固定时间服药。停药、漏服药都可能造成耐药性,使得治疗难度加大甚至无药可治。这对于任何人来说都是巨大的挑战。此外,HIV 感染者和 AIDS 患者还需要定期去医院检查,且在普通综合医院就医或手术时也会面临一些困难。这些都会增加他们的心理压力。

3. 传染他人　从 HIV 病毒感染到 AIDS 发作的潜伏期很长,这一期间可能无明显症状,但具有传染性。比如 HIV 感染者与性伴侣发生无保护的性行为,可能造成传染。即使性伴侣也是 HIV 感染者,仍有可能感染不同亚型的病毒,导致治疗更加困难。女性感染者妊娠后还有可能将艾滋病病毒传染给胎儿。另外,这种长潜伏期也决定了目前感染状况的危害将在未来才显现出来。

4. 不良社会影响　第一,HIV 的流行会加重医疗负担,消耗巨大的公共卫生资源。一些 HIV 流行情况严重的国家和地区人口预期寿命受到严重影响。第二,感染 HIV 的青壮年死亡后,会出现大量的孤儿和孤老,加重社会负担。在高流行地区还会导致贫困人口增加,影响经济发展。第三,艾滋病还与卖淫嫖娼、聚众淫乱、吸毒贩毒等社会问题密切相关。社会的歧视和不公正待遇可能让许多 HIV 感染者和 AIDS 患者成为社会不安定因素,使犯罪率升高,社会秩序和社会稳定遭到破坏。

第四节　艾滋病及性传播疾病的防治措施

　　对青少年进行艾滋病及性传播疾病的防治教育,帮助青少年理解艾滋病防治的重要性,提升获取相关健康服务的能力。"艾滋病及性传播疾病的防治措施"主题共 1.5 个小时。首先用问题"怎样才能判断一个人是否有艾滋病?"引出学员小组讨论活动。其次用主题讨论引导学员了解艾滋病防控的意义和检测结果类型。然后通过"不同选择不同人生"艾滋病案例情景剧,提升青少年防艾生活技能。最后通过专题讲座"艾滋病及性传播疾病预防策略与措施",全面系统地讲解艾滋病及性病的预防措施以及获取相关健康服务的途径。

一、小组活动——怎样才能判断一个人是否有艾滋病?

(一)活动目的

　　通过小组讨论,让学员了解不能从外表判断一个人是否患有艾滋病;预防艾滋病,切莫抱有侥幸心理。确定一个人是否有艾滋病,只能通过检测体内艾滋病病毒的核酸、抗原或者抗体来判断。

(二)活动时间

　　15 分钟。

(三)活动方法

　　小组讨论。

(四)活动准备

　　1. **物料准备**　红 / 黄 / 蓝等彩色油性记号笔各 1 支,双面胶,空白纸,笔记本电脑和投影仪,扩音设备,黑板或白板。
　　2. **场地准备**　培训教室,可移动的桌椅。

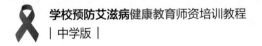

（五）活动步骤

1. **导入（2分钟）** 根据参训学员数量，将参训学员分成15人左右一组，每组男女均等随机分组，每组自己起一个组名，围坐在一起。

💛 **教学提示** ────────────

　　每组准备一支彩色油性记号笔，学员分组围坐好。培训教师鼓励学员创新其他的分组方法，并应用到今后对学生的教学中。

────────────────────────

2. **说明讨论主题和要求（2分钟）** 培训教师在大白纸上或课件投影上写下讨论主题"怎样才能判断一个人是否有艾滋病？"。

每组内部讨论时间为3分钟。要求组员积极参与发表想法和观点。1位组员在大白纸上记录讨论内容，1位组员代表全组汇报，汇报形式为口头发言，每组汇报时间根据总组数弹性分配到各组，但全班各组汇报总时间为7分钟。培训班志愿者协助培训教师给每组分发大白纸和记号笔。

3. **小组讨论和汇报环节（8分钟）** 培训教师巡视讨论过程，鼓励组员参与发言。了解学员们的认知和观点，不作现场解答和评判，在小结中"有的放矢"地加以澄清和引导。

4. **培训教师小结（3分钟）** 视学员课堂表现情况，参考以下要点进行教学活动小结。

◇青少年在任何场合都应保持预防艾滋病的意识，不要存在好奇、麻痹大意和侥幸心理，要自尊、自爱，珍惜生命，养成健康生活方式。并将掌握的艾滋病防控知识技能向他人宣传，做一名预防艾滋病的宣传员，为预防艾滋病做出自己的贡献。

◇艾滋病自愿咨询检测（HIV voluntary counseling and testing，HIV VCT）是指人们通过咨询，在充分知情和完全保密的情况下，自愿选择是否接受艾滋病病毒抗体检测、改变危险行为及获得相关服务的过程。目前，VCT的咨询包括检测前咨询、检测后咨询、预防性咨询、支持性咨询和特殊需求咨询等。VCT已成为许多艾滋病预防控制工作，如艾滋病抗病毒治疗、预防垂直传播、行为干预、关怀、减少歧视等项目的切入点和枢纽，成为世界各国艾滋病预防的重要公共卫生策略之一。

◇艾滋病窗口期是指从艾滋病病毒最初侵入人体,一直到病毒刺激机体免疫系统,产生足够量的能够用现有的手段检测出的抗体的时间。艾滋病窗口期的长短与使用试剂的敏感性有一定的关系,还和受测个体的差异有关。《青年学生预防艾滋病宣传教育核心信息(2021 版)》显示:一般情况下,艾滋病病毒抗体检测的窗口期约为 3 周,病毒抗原和抗体联合检测的窗口期约为 2 周,病毒核酸检测的窗口期约为 1 周。

◇艾滋病的症状没有特异性,所以不能通过表面判断,诊断必须通过检测。例如有很多人在感染艾滋病之后,没有出现艾滋病急性感染期的任何症状(即常说的"艾滋病初期症状"),就进入了艾滋病潜伏期。虽然这些人没有明显的艾滋病症状,但是其血液、精液等含有艾滋病病毒,具有传染性,这时需要进行艾滋病检测。因此,大家须记住"早检测、早发现、早治疗"。

◇艾滋病病毒感染阶段分为急性期、无症状期和艾滋病期。急性期和无症状期的感染者没有特殊的体征和症状,不能从外表判断是否感染了艾滋病,只能通过检测出体内病毒的核酸、抗原或者抗体来判断。所以艾滋病必须通过检测才可以确诊。

二、主题讨论——早检测、早治疗对艾滋病防控的意义以及检测结果的分类

(一)活动目的

通过小组讨论,让学员了解艾滋病早检测、早发现、早治疗的意义,以及检测结果的分类。

(二)活动时间

20 分钟。

(三)活动方法

主题讨论。

（四）活动准备

1. **物料准备** 笔记本电脑和投影仪,扩音设备,黑板或白板。准备四份学员提问小礼物。

2. **场地准备** 培训教室,可移动的桌椅。

（五）活动步骤

1. **导入（2 分钟）** 根据参训学员数量,将参训学员分成 15 人左右一组,共四组,每组男女均等随机分组,每组自己起一个组名,围坐在一起。

2. **说明讨论主题和要求（2 分钟）** 培训教师在大白纸上或课件投影上写下讨论主题"早检测、早治疗对艾滋病防控的意义以及检测结果的分类",分组讨论时间为 4 分钟。要求组员积极参与发表想法和观点。1 位组员在大白纸上记录讨论内容,1 位组员代表全组汇报,每组汇报时间为 2 分钟,共汇报 8 分钟。培训班志愿者协助培训教师给每组分发大白纸和记号笔。

3. **小组讨论和汇报环节（12 分钟）** 培训教师巡视讨论过程,鼓励组员参与发言。了解学员们的认知和观点,不作现场解答和评判,在小结中"有的放矢"地加以澄清和引导。

4. **培训教师小结（4 分钟）** 视学员课堂表现情况,参考以下要点进行教学活动小结。

◇发生感染艾滋病的高危行为后,应尽早主动到当地疾病预防控制中心或相关医疗机构寻求艾滋病咨询、检测和治疗帮助。如果筛查检测结果呈阳性,不能确定是否感染,还应尽快进行确诊检测,以便尽早治疗。

◇检测结果分类:①阴性(超过窗口期),告知不安全性行为的类型与危害,要主动拒绝不安全性行为;②阳性,常规进行艾滋病治疗与随访管理;③阴性(窗口期),告知不安全性行为类型与危害,拒绝不安全性行为,告知下次复测的时间和注意事项。

◇艾滋病的早发现和早治疗对于患者本人和社会都有着不可忽视的重要意义。通过科学的抗艾滋病病毒治疗,可以有效地控制患者本人的病情,避免或减慢艾滋病感染者进入艾滋病发病期;减少患者各种严重机会性感染和肿瘤的发生,提高生活质量,明显改善患者的生存期,降低死亡率;减少艾滋病通过性接触、血液、垂直传播等方式传播。

三、情景剧——艾滋病案例"不同选择不同人生"

（一）活动目的

通过艾滋病案例——"不同选择不同人生"情景剧演绎与分析，让青少年了解获取艾滋病相关健康服务的途径、检测结果与咨询方案、青少年艾滋病主要传播途径与预防。

（二）活动时间

35 分钟。

（三）活动方法

情景剧，小组讨论分析。

（四）活动准备

1. **物料准备** 白大褂、纸和笔等。准备四份学员提问小礼物。
2. **场地准备** 培训教室，可移动的桌椅。

（五）活动步骤

1. **导入（1 分钟）** "不同选择不同人生"分组。所有学员在户外空地上或教室／会议室桌椅移开后的中间，围成一个大圈。

2. **说明情景剧主题和要求（2 分钟）** 根据参训学员情况，每组 15 人左右，抽签随机分成不发生危险行为组、发生危险行为但无检测组、发生危险行为且检测阳性组、发生危险行为且检测阴性组。请各组自行看各组的要求与情景剧参考材料提示。每组组内讨论和情景剧排练 6 分钟。每组情景剧在全班汇报表演 6 分钟，4 组共 24 分钟。四个组的四个情景剧参考材料如下。

（1）剧本 1（不发生危险行为组）：小丽是一名在校初中生，有一次参加男同学小鹏的生日聚会。聚会期间，小鹏点了啤酒，还另外叫来了他的一名外号叫

"李哥"的成人朋友。李哥来了后,见小丽清新脱俗,遂对小丽进行劝酒。

李哥:"小丽,我们初次相见,来陪哥哥喝一杯,往后交个朋友。"

小丽:"李哥好,我还是未成年人,不能饮酒,不喝酒我们也可以是好朋友。我等一下还要回学校上自习,不能喝酒,我以水代替酒来敬您!"

聚会结束后,李哥还私下里提出要和小丽发生性行为的要求,但小丽明确告诉他:"你别做梦了,我不会和你发生性关系,你再说我就报警!"

见小丽严词拒绝,李哥就对小丽不抱任何幻想了,并灰溜溜地离开了。

(2)剧本2(发生危险行为但无检测组):小明是一名17岁在校高中生,有一次期末考完试放假,约几个同学出去餐馆聚餐。聚餐结束后,有同学意犹未尽,说平时学习紧张,带大家一起去吃夜宵放松一下。在吃夜宵期间,不知道哪个同学又叫来了一名陌生男子,陌生男子提议大家边喝酒边吃烧烤更开心。于是就这样,不懂得拒绝饮酒的小明和大家一起你一杯我一杯轮流喝酒,小明很快就被灌醉并失去了意识。待到小明醒来后已是第二天早上,他发现自己一个人赤身躺在了宾馆。

小明努力回忆,但却怎么也想不起来自己醉酒后发生的任何事情。虽然小明想起之前学校有关艾滋病知识的宣传和性教育,也意识到情况非常不妙,但是又抱有侥幸心理,始终未去做艾滋病及性病检测。

(3)剧本3(发生危险行为且检测阳性组):16岁的小勇是某高中的高一在校学生,父母整天忙于生意和他交流不多,而他平时也不主动和同学老师交流。小勇逐步开始通过社交软件结识了一些"同性朋友",经常和他们在网上交流,缓解心理压力。

其中一个"同性朋友"和小勇经过长时间网上交流之后,由线上转为线下约小勇见面,并和小勇发生了无保护性行为。3个月后,最终当地疾控中心给小勇确诊检测HIV抗体阳性。小勇后悔已然来不及了,接下来他要终身按医嘱服用防控艾滋病的药物。

(4)剧本4(发生危险行为且检测阴性组):15岁的小华是某高中的高一在校学生,一直和爷爷奶奶共同生活,父母不在身边,因此缺少家庭监管。小华经常会去他另一位同学家玩,在那里结识了一位社会大叔,两人聊得很投机,大叔对他格外"关心"。

有一次,大叔单独约小华出去吃饭,在大叔的劝酒下,小华喝醉了。小华在醉酒下与大叔发生了一次无保护的男男同性性行为。事后第二天,小华得知大叔是一位艾滋病感染者。

小华后悔自己把大叔的歹意当"关心"上当受骗,赶紧去找疾控医师咨询,在医师的指导帮助下,小华在发生感染艾滋病的危险行为72小时内服下了艾滋病暴露后阻断药。虽然最终小华阻断成功,未感染艾滋病,但是如果事后小华没在72小时内服下艾滋病暴露后阻断药,或者如果艾滋病暴露后阻断不成功,一想起这件事情,小华就吓出一身冷汗,感觉自己重生了一回,发誓自己以后再也不会发生不安全性行为了。同时小华也拨打了报警电话。

3. 小组讨论和情景剧汇报环节(30分钟) 培训教师巡视每组的讨论和情景剧排练过程,必要时做提点性指导。4组汇报"不同选择不同人生"时,要求紧扣主题,培训教师做好记录,以便做小结。

4. 培训教师小结(2分钟) 视学员课堂表现情况,参考以下要点进行教学活动小结。

◇中学生防艾生活技能提示1:远离酒与毒,防止在醉酒的情况下被他人诱骗发生性行为。提高自我防护能力,学习了解新型毒品的伪装形式,不喝陌生人递来的饮料,避免误用新型毒品后发生性行为。

◇中学生防艾生活技能提示2:发生不安全性行为后,要立即到当地疾病预防控制机构或医疗机构咨询。如有必要,在医师指导下进行艾滋病暴露后阻断治疗,切记阻断药要早用,最好在2小时以内,最迟72小时内使用。

◇中学生防艾生活技能提示3:如果发生不安全性行为并错过了艾滋病暴露后阻断用药时间,请在发生不安全性行为1~3周后,尽早到当地疾病预防控制机构或医疗机构进行HIV检测,做到早检测、早诊断、早治疗,提升生命质量,减少艾滋病传播。

◇中学生防艾生活技能提示4:各种社交软件兴起,增加了青年学生的交流途径,满足了青年学生强烈的社交需求,同时更增加了性安全的隐患,使用时请注意安全。

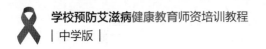

四、专题讲座——"艾滋病及性传播疾病预防策略与措施"

（一）活动目的

通过从中学生、培训教师、家庭、学校、社会五方面讲解"艾滋病及性传播疾病预防策略与措施"，有效指导中学生预防艾滋病及性传播疾病，培养中学生的性健康生活方式，帮助树立健康、自信、科学的观念。

（二）活动时间

20分钟。

（三）活动方法

主题授课。

（四）活动准备

1. **物料准备**　黑板或白板、大白纸、马克笔。
2. **课件准备**　"艾滋病及性传播疾病预防策略与措施"课件、图表。
3. **场地准备**　教室或大讲堂，可移动桌椅。

（五）活动步骤

1. **导入（3分钟）**　互动提问：请问大家艾滋病可能会通过哪些途径感染我们中学生？邀请1～2名学员发言。

2. **核心知识讲解、讨论和总结（17分钟）**　使用PPT展示"艾滋病及性传播疾病预防策略与措施"的详细信息，重点从中学生、培训教师、家庭、学校、社会五方面讲解"艾滋病及性传播疾病预防策略与措施"。

（1）中学生预防艾滋病的意义：艾滋病迄今无可以根治的药物，也无可有效预防艾滋病病毒感染的疫苗，一旦感染需要终身规律服药治疗。近年来每年新发现的青年学生艾滋病病毒感染者中，超过80%通过男性同性性行为感染。发生无保护性行为或者被性侵的未成年人感染艾滋病的案例时有发生。如果未成年人感染艾滋病，将对其发育成长、生命健康、学业、未来就业和婚育等方面带来很大影响。

(2)中学生艾滋病预防教育策略

1)宣传渠道与形式选择：政府和社会各界应建立长效机制，持续推进青少年的性教育和艾滋病防治工作，为青少年的健康成长保驾护航；完善社会参与中学生预防艾滋病资源整合与支持体系建设。

发挥学校教育在预防艾滋病中的重要作用。学校应将性教育与防艾知识技能教育纳入课程体系，通过课堂教学、专题讲座、提供生殖健康咨询与辅导服务等形式，向学生传授科学、全面的性知识。

利用校园广播、校园网站和社交媒体等线上渠道对中学生进行广泛的防艾宣传，同时采取制作并张贴宣传海报、悬挂横幅、设置宣传栏等线下宣传形式。

通过在校园中开展主题班会、知识与技能培训讲座、同伴教育、互动问答、策划艾滋病知识竞赛等多样化的宣传活动，激发学生了解艾滋病知识的兴趣，提升中学生的艾滋病预防知识与技能。

2)家校社协同育人，提升中学生防艾能力：整合家校社资源，共同参与中学生艾滋病防控教育。学校为中学生开设预防艾滋病咨询服务，并定期发放艾滋病相关知识手册；定期邀请健康教育专家，甚至疾控中心、妇幼保健院专家医师为中学生进行预防艾滋病知识与技能培训，提升中学生认识艾滋病的危害、辨识感染艾滋病的风险、拒绝感染艾滋病的危险行为等能力。同时学校和社会加强对家长的艾滋病预防培训，增强家长对艾滋病的认知和防范意识，建立良好的家庭沟通氛围，提升家校社共育中学生性健康的能力。

3)效果评估与改进建议：通过问卷调查、访谈等方式收集学生和教师的反馈，了解中学生对预防艾滋病相关活动的看法或意见；分析宣传活动的效果，如知晓率提升情况、学生态度变化等。根据评估结果调整宣传策略和内容，强化宣传效果。定期组织经验分享会，总结宣传经验，不断优化工作方案。

(3)中学生艾滋病预防教育措施：①未成年人避免发生性行为，青少年尽量推迟首次性行为时间；②主动学习掌握性健康知识，提高自我保护意识与技能；③中学生坚决拒绝易感染艾滋病的行为；④中学生抵制同伴压力，远离感染艾滋病的不安全行为。

通过各类教育活动对中学生进行"未成年人发生性行为的危害""发生不

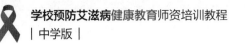

安全性行为的危害""使用毒品会增加感染 HIV 的风险""暴露后预防(PEP)用药的时间与意义""早发现、早诊断、早治疗的意义""故意传播艾滋病要承担法律责任""运用法律武器降低感染艾滋病的风险和保护自身安全"等艾滋病预防策略与措施教育,让中学生学习掌握性健康知识,提高自我保护意识与技能,做自己健康的第一责任人。

同时中学生也要知晓日常学习和生活接触不会传播艾滋病,教育中学生对 HIV 感染者和艾滋病患者应理解、关怀、不歧视,并反对社会歧视。

(4)中学生预防艾滋病教育核心知识目标

1)知识教育:提高中学生对艾滋病及其预防知识的知晓率;让中学生知晓暴露后预防(PEP)用药的时间与意义,以及早发现、早诊断、早治疗的意义。

2)生活技能:提高中学生防艾生活技能,引导中学生树立自我保护意识。

3)危害性教育:进行未成年人发生性行为危害教育及发生不安全性行为危害教育;进行使用毒品、饮酒等行为会增加感染艾滋病病毒风险的教育。

4)树立积极、健康、科学的价值观:消除对艾滋病的恐惧和歧视,形成积极、健康的态度;强调艾滋病检测的重要性和途径,鼓励学生自愿检测。为中学生树立做自己健康的第一责任人的观念;了解艾滋病相关政策法规支持与保障措施。

中学生预防艾滋病教育核心知识框架图如图 2-1 所示。

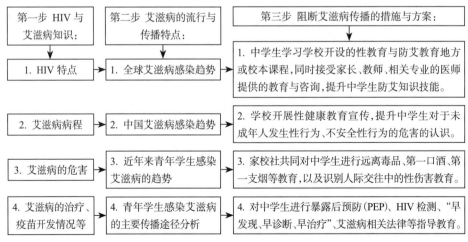

图 2-1　中学生预防艾滋病教育核心知识框架图

知识拓展

1. 各地疾控中心艾滋病自愿咨询检测（HIV VCT）门诊提供免费艾滋病咨询和检测服务。各地县级以上医院、妇幼保健机构及部分基层医疗机构（如社区卫生服务中心、乡镇卫生院）也提供检测服务。个人还可以购买自我检测试剂进行检测，如果检测阳性，要及时到医疗机构、疾控中心确诊。我国的有关法律法规规定，医疗机构及其医务人员应当对患者的隐私保密。关于艾滋病病毒检测的相关知识还可到中国疾病预防控制中心性病艾滋病预防控制中心官网获取。

2. 全国艾滋病咨询检测点信息均可查询，详见中国疾病预防控制中心性病艾滋病预防控制中心官网。

思考与探究

1. 说一说　艾滋病的传播途径有哪些?
2. 想一想　我们可以采取哪些措施预防艾滋病?

▶▶ 章末小测试

一、判断题

1. 窗口期检测不到 HIV 抗体、抗原或核酸等感染标志物，因此不具备传染性。
2. 感染了 HIV 的人，就是 AIDS 患者。
3. HIV 只对中老年人和婴幼儿易感。
4. 叮咬过 HIV 感染者的蚊子具有传染性。
5. 艾滋病可以通过抗病毒治疗，完全治愈。

二、单选题

1. 感染艾滋病的高危行为不包括（　　）
   A. 无保护的性行为 　　　　　　B. 共用针具吸毒
   C. 共用剃须刀 　　　　　　　　D. 拥抱

2. 我国艾滋病流行的主要传播途径是（　　）
   A. 性传播 　　　　　　　　　　B. 血液传播
   C. 垂直传播 　　　　　　　　　D. 空气传播

3. 中学生艾滋病预防教育策略不包括（　　）
   A. 完善宣传渠道与形式
   B. 家校社协同育人，提升中学生防艾能力
   C. 定期效果评估与改进
   D. 提高艾滋病自愿咨询检测率

4. 中学生艾滋病预防教育措施不包括（　　）
   A. 未成年人避免发生性行为 　　B. 主动学习掌握性健康知识
   C. 拒绝易感染艾滋病的行为 　　D. 定期进行艾滋病抗体检测

5. 中学生预防艾滋病教育核心知识不包括（　　）
   A. 加强知识教育 　　　　　　　B. 提升生活技能
   C. 开展危害性教育 　　　　　　D. 普及性教育

三、多选题

1. 艾滋病不同分期中，哪些时期具有传染性（　　）
   A. 窗口期 　　　　　　　　　　B. 无症状潜伏期
   C. 艾滋病期 　　　　　　　　　D. 慢性感染期

2. HIV 感染者具有传染性的体液包括（　　）
   A. 精液 　　　B. 血液 　　　C. 汗液 　　　D. 唾液

3. 艾滋病的传播途径包括（　　）
   A. 性传播 　　B. 血液传播 　　C. 垂直传播 　　D. 空气传播

4. 艾滋病传播的高危行为不包括（　　）
   A. 礼节性亲吻 　B. 握手 　　　C. 共同进餐 　　D. 共用牙具

5. 艾滋病自愿咨询检测（VCT）包括（　　）

　　A. 检测前咨询　　　　　　　B. 检测后咨询

　　C. 预防性咨询　　　　　　　D. 特殊需求咨询

▰ 参考答案 ▰

一、判断题　1. 错；2. 错；3. 错；4. 错；5. 错。

二、单选题　1. D；2. A；3. D；4. D；5. D。

三、多选题　1. ABC；2. AB；3. ABC；4. ABC；5. ABCD。

▶▶ 主要参考文献

[1] 中国疾病预防控制中心性病艾滋病预防控制中心. 初中学生预防艾滋病核心信息 [EB/OL]. (2023-12-03)[2024-07-08]. https://ncaids.chinacdc.cn/xxgx/jszl/202311/ t20231128_270919.htm.

[2] 中国疾病预防控制中心性病艾滋病预防控制中心. 艾滋病防治宣传教育核心信息 [EB/OL]. (2019-11-29)[2024-07-08]. https://ncaids.chinacdc.cn/xxgx/jszl/201910/ t20191024_206453.htm.

[3] 中国疾病预防控制中心性病艾滋病预防控制中心. 青年学生预防艾滋病宣传教育核心信息（2021 版）[EB/OL]. (2021-12-07)[2024-09-30]. https://www.chinaaids.cn/zxzx/ zxdteff/202112/t20211207_253553.htm.

[4] 刘童童, 朱广荣, 曲美霞. 美好青春我做主: 大学生艾滋病与性健康知识手册 [M]. 北京: 人民卫生出版社, 2023.

[5] 王贺胜. 新时代防治艾滋病干部必读 [M]. 北京: 人民卫生出版社, 2023.

[6] 苗世荣, 洪苹, 李立鹤. 青春健康人生技能培训指南: 成长之道 [M]. 北京: 人民卫生出版社, 2023.

[7] 马迎华, 韩孟杰, 刘惠. 青年学生预防艾滋病行为改变培训手册 [M]. 北京: 人民卫生出版社, 2023.

[8] 韩孟杰. 我国艾滋病流行形势分析和防治展望 [J]. 中国艾滋病性病, 2023, 29(3): 247-250.

[9] 蔡畅, 汤后林, 陈方方, 等. 我国 2010—2019 年新报告青年学生 HIV/AIDS 基本特征

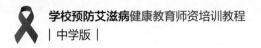
及趋势分析 [J]. 中华流行病学杂志,2020,41(9): 1455-1459.

[10] 马迎华 . 中国青少年学生艾滋病防控的关键要素 [J]. 中国学校卫生,2020,41(12): 1761-
1766.

[11] 夏卉芳 . 不同层次学生性健康教育课程的主要内容与教学方法研究 [J]. 中国性科学,
2019,28(12): 151-154.

[12] 刘童童,陈清峰,李雨波,等 . 艾滋病防治宣传教育实践与挑战 [J]. 中国艾滋病性病,
2021,27(11): 1179-1181.

第三章

艾滋病与物质滥用的关系

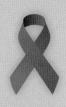

培训目标

1. 知识目标 说出常见的物质滥用类型(着重在吸毒、饮酒、吸烟);简述艾滋病与物质滥用的关系。

2. 态度目标 认识到艾滋病与物质滥用的密切关系;关注青少年对新奇食物、饮料、药物等的好奇心理和尝试的风险。

3. 技能目标 完成分析青少年物质滥用原因的讨论报告;列出预防青少年滥用药物的多条措施;分析可能发生因误用、滥用药物而感染艾滋病的危险场所和情景,进行案例教学活动。

推荐学时

4 小时

培训内容

不同主题培训内容的培训方法及学时分配见表 3-1。

表 3-1 "艾滋病与物质滥用的关系"培训内容

主题	推荐培训 / 教学方法	学时 / 小时
物质滥用的定义和种类	专题讲座、播放视频、图片展示、新奇"饮食"列表	1.5
艾滋病与吸毒的关系	小组讨论、分析关系图、讲座	0.5
预防青少年吸烟和饮用酒精类物质	专题讲座、利弊分析法	0.5
抵御同伴压力,学会拒绝吸烟、饮酒、药物滥用等不良诱惑	小组讨论、情景表演、拒绝技能练习	1.5
学时小计		4

关键词

物质滥用的危害;毒品;合成毒品;使用毒品后的不安全性行为;拒绝吸烟、饮酒,预防吸毒技能

核心信息

1. 艾滋病与吸毒(物质滥用)的关系。
2. 常见的物质(药物)滥用种类和形式。
3. 吸烟与饮酒的危害。
4. 抵御同伴不良诱惑和压力,拒绝吸烟、饮酒,终生不涉毒!

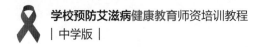

| 第一节 | 常见的物质滥用种类

物质滥用的概念超出通常的使用毒品或吸毒的范围,是指非医疗目的反复、大量地使用具有依赖特性的物质(或药物),使用者对此类物质产生精神依赖性、躯体依赖性,并导致心理和行为异常,强迫和无止境地追求所用物质的特殊精神效应,由此带来严重的个人健康问题以及公共卫生和社会问题。相较毒品而言,生活中,青少年更有可能接触和使用到不被认知和重视的其他种类的导致依赖的物质。本节推荐的培训活动有专题讲座、播放视频、图片展示、新奇"饮食"列表等,既可用于师资培训,也可以在学校禁毒防艾教育中,面向学生开展教学活动。根据培训规模、场地、时间等情况,选取一个活动或组合几个活动。组合培训的总时长不超过 1.5 小时。

一、专题讲座——物质滥用的定义和种类

(一)活动目的

通过对物质滥用的定义和种类的讲解,使学员认识到生活中物质滥用的种类,着重理解毒品特征和预防吸毒行为的重要性。

(二)活动时间

50 分钟。

(三)活动方法

讲解、互动提问。

(四)活动准备

1. **物料准备** 笔记本电脑和投影仪,扩音设备,黑板或白板。准备三份学员提问小礼物。

2. **课件准备** 培训教师根据核心信息,参考本章节末"知识拓展"部分

和查阅正规来源("中国禁毒"微信公众号)资料,制作"物质滥用的定义和种类"课件。

3. **场地准备** 教室或会议室。

(五)活动步骤

1. **导入(5 分钟)** 任选一个推荐的导入方式。

【推荐一】

头脑风暴:我们国家有一部法律与今天的主题有关,大家知道是哪部吗?

培训教师:对!《中华人民共和国禁毒法》(以下简称《禁毒法》,以《禁毒法》切入讲解)。

【推荐二】

看图片引出话题:屏幕上展示出罂粟花、鸦片、吗啡、海洛因、冰毒、摇头丸、阿拉伯茶、"开心水"……

培训教师:大家知道图片上的这些物质是什么吗? 是生活中可以使用的吗? 属于哪一类物质?

对! 属于毒品! 今天我们就从识别毒品开始学习物质(药物)滥用及危害。

【推荐三】

关键词联想:今天,我们交流的关键词是"物质滥用"。看到这四个字,大家有哪些联想?

培训教师:看来大部分人对"物质滥用"不是很清楚,没关系,换个熟悉的说法可能就好理解了——吸毒,现在就给大家讲讲物质滥用、药物滥用和毒品。

2. **知识信息讲解(40 分钟)**

(1)物质滥用(药物滥用)指非医疗目的反复、大量地使用具有依赖特性的药物(或物质),使用者对此类药物产生精神依赖性、躯体依赖性,并导致心理和行为异常,强迫和无止境地追求药物的特殊精神效应,由此带来严重的个人健康与公共卫生和社会问题。毒品是物质滥用中危害最大的一类物质;烟草、酒精是生活中较常使用的、容易被忽略的一类物质。

(2)《中华人民共和国禁毒法》与毒品的定义、特征:《禁毒法》是中华人民共和国颁布的一部法律。关于毒品的定义，《禁毒法》明确规定：本法所称毒品，是指鸦片、海洛因、甲基苯丙胺(冰毒)、吗啡、大麻、可卡因，以及国家规定管制的其他能够使人形成瘾癖的麻醉药品和精神药品。

通常的吸毒行为是指吸食、饮用、注射、皮肤接触了《禁毒法》规定的毒品种类。

毒品具有四个基本特征。

1)依赖性：表现为一种周期性的或慢性中毒状态，需要继续使用该药方能维持机体的基本生理活动，否则就会产生一系列功能紊乱和损害性反应(称为戒断症状或撤药反应)。

2)耐受性：由于毒品的药物耐受性，多数吸毒者都会经历逐步增大每次吸毒的量、缩短吸毒间隔时间以及改吸食为静脉注射等过程。

3)非法性：我国法律规定，吸食毒品是违法行为，必须受到法律处罚。对走私、贩卖、运输、制造毒品，非法种植毒品原植物，非法持有毒品，强迫他人吸毒等行为，法律将其视为犯罪并予以严惩。

4)危害性

◇毒品对身体具有毒性作用，长期吸毒可以导致患者出现中毒的症状。如患者可以出现嗜睡、感觉迟钝、运动失调以及定向障碍等。

◇如果突然停用毒品，就会出现戒断反应，可以引起各种并发症，严重的时候可以导致吸毒者死亡。

◇吸毒者往往会出现精神障碍，比如幻觉和丧失人格等。

◇静脉注射毒品常常会带来感染合并症，常见的有乙肝、艾滋病、梅毒等感染性疾病。

◇吸毒还会对家庭、社会造成巨大的危害，可以导致家庭破裂、社会财富的巨大损失和浪费，甚至还可以扰乱社会治安，给社会安定带来威胁。

(3)常见毒品(药物滥用)的种类：毒品种类很多，范围很广，其分类见表3-2。

表 3-2　毒品的分类

毒品	麻醉药品	阿片类	生物碱类	吗啡、可待因、那可汀、蒂巴因、罂粟碱、那碎因等
			化学合成类	海洛因、杜冷丁、芬太尼、二氢埃托啡、美沙酮
		大麻类		大麻植物、大麻树脂、大麻油等
		古柯类		古柯叶、古柯糊、古柯碱（可卡因）等
	精神药物	兴奋剂	苯丙胺类	苯丙胺、甲基苯丙胺（冰毒）、右旋苯丙胺、3,4-亚甲基二氧基苯丙胺（MDA）、3,4-亚甲基二氧基-N-甲基苯丙胺（MDMA）等
			非苯丙胺类	哌醋甲酯、苯甲吗啉
		抑制剂		巴比妥类、安定类和非巴比妥类三种
		致幻剂		麦司卡林、二甲基色胺、麦角酸二乙酰胺和苯环己哌啶等

◇从毒品的来源看，可分为天然毒品、半合成毒品和合成毒品三大类。天然毒品是直接从毒品原植物中提取的毒品，如鸦片。半合成毒品是由天然毒品与化学物质合成而得的，如海洛因。合成毒品是完全用有机合成的方法制造的，如苯丙胺类毒品。

◇从毒品对人中枢神经的作用看，可分为抑制剂、兴奋剂和致幻剂等。抑制剂能抑制中枢神经系统，具有镇静和放松作用，如鸦片类毒品。兴奋剂能刺激中枢神经系统，使人兴奋，如苯丙胺类毒品。致幻剂能使人产生幻觉，导致自我歪曲和思维分裂，如麦司卡林。

◇从毒品的自然属性看，可分为麻醉药品和精神药品。麻醉药品是指对中枢神经有麻醉作用，连续使用易产生身体依赖性的药品，如鸦片类。精神药品是指直接作用于中枢神经系统，使人兴奋或抑制，连续使用能产生依赖性的药品，如苯丙胺类。

◇从毒品流行的时间顺序看，可分为传统毒品和合成（新型）毒品。传统毒品一般指鸦片、海洛因等阿片类流行较早的毒品。合成（新型）毒品是相对传统毒品而言的，主要指冰毒、摇头丸等人工化学合成的致幻剂、兴奋剂类毒品，在我国主要从20世纪末到21世纪初开始在歌舞娱乐场所中流行。

💜 **教学提示**

　　毒品介绍重点:海洛因、大麻、合成毒品代表物、新精神活性物质、精神药品、麻醉药物代表物等。图片与文字展示在课件中,不需要逐字解释。

　　在学校向学生讲解时,着重讲解合成毒品、新精神活性物质等的依赖特性。

　　毒品知识和图片详见"知识拓展"栏。

　　(4)物质滥用与危害:一个人如果使用了如毒品、酒精、烟草(尼古丁)、气味挥发剂、超出医疗用途的药物等物质,这些物质进入人体后,会产生身体依赖性。当身体适应并对其产生耐受性时,就会形成物质依赖。一旦停止使用,会出现戒断症状,需要反复使用并加大剂量才能缓解身体和心理的不适。物质滥用不仅会影响人的大脑功能,还会造成身体伤害,引起行为异常。

　　滥用药物能够刺激人脑,引起强烈的身体反应,反复滥用药物会导致成瘾,停用后出现明显的戒断症状,并对药物产生强烈渴求,促使滥用者反复使用,主要有以下危害。

　　◇健康受到损害,出现严重并发症,如低钾血症、癫痫、重度骨质疏松症、白血病、中毒性精神病,可危及生命。

　　◇出现焦虑、抑郁、愤怒等负性情绪,表现为脾气暴躁、自卑、自闭、自虐及自杀等心理和行为的异常,严重者可有人格改变。

　　◇社会功能退化,无法正常学习和工作,家庭关系受到严重破坏。

　　◇如果不治疗或者治疗不当,易走上吸毒甚至偷窃等违法犯罪道路,并最终影响社会稳定。

　　3. 提问和小结(5分钟)　围绕毒品和物质滥用,请学员说说关注的关键词和核心信息有哪些。

　　着重强调:任何的吸毒行为和非医疗目的的药物使用都是要坚决杜绝的!

💜 **教学提示**

发言的三位学员每人发一份小礼物。

知识拓展

1. 2024年6月是第14个全民禁毒宣传月,6月26日是国际禁毒日。2024年全民禁毒宣传月的主题是"防范青少年药物滥用"。除了前面学到的毒品外,近年来,在青少年中,出现的非医疗目的的药物使用现象日益严重,不当使用依赖性药物导致的成瘾,对青少年造成身体和心灵的双重伤害。

2. 国家禁毒办权威发布麻醉药品、精神药品知识挂图。拟用相关毒品的图片可在"中国禁毒"微信公众号上获取。

二、观看禁毒宣传影像——认识毒品,拒绝物质滥用行为

(一)活动目的

通过观看视频,直观认识毒品种类,结合案例分析如何预防物质滥用。

(二)活动时间

40分钟。

(三)活动方法

观看视频、分析讨论。

(四)活动准备

1. **物料准备** 笔记本电脑和投影仪,扩音设备,黑板或白板。准备三份学员提问小礼物。

2. **课件准备** 选取下载"中国禁毒"微信公众号平台的宣传视频,培训教师提前观看并进行教学分析标记。

3. **场地准备** 教室或会议室。

（五）活动步骤

1. **观影环节(20分钟)** 播放《危险的药物》《挥棒人生 无毒青春》其中之一,建议培训教师可在正规平台选取相关视频、短片、电影、电视剧片段播放。

💗 **教学提示** ————————————————————

　　"中国禁毒"微信公众号平台有大量的视频资源,请大家关注后引用。学员回到自己的学校、班级,可向学生进行宣传教育。
————————————————————————————————

2. **情景分析讨论(15分钟)** 蜂音小组讨论:将学员就近四人分为一组,交流观感。

　　随机请三位学员发言:看到什么? 联想到什么? 有什么启示? 如何预防吸毒和药物滥用?

💗 **教学提示** ————————————————————

培训教师对发言不作评判。提问的三位学员每人发一份小礼物。
————————————————————————————————

3. **培训教师小结(5分钟)** 建议培训教师根据观看的视频内容,围绕本次观影活动,围绕"认识毒品和药物滥用,提高防范吸毒、涉毒的意识",总结中心思想。观影活动可用于学员回到学校组织班级学生学习。

三、小组活动——新奇"饮食"要明辨(备选)

（一）活动目的

通过对生活中各种新奇"饮食"的认识,提高对物质滥用的警惕性,培养识别饮品、食物安全性的技能。

（二）活动时间

40分钟。

(三)活动方法

小组辨识卡片活动。

(四)活动准备

1. **物料准备** 根据参训学员及分组情况,每组 1 ~ 2 张大白纸(70cm×100cm)、红 / 黑 / 蓝 3 色油性记号笔各 1 支,双面胶,笔记本电脑和投影仪,扩音设备,黑板或白板。

2. **分析卡片准备** 培训教师收集当地青少年喜欢的食物(如生活中常见的食物、包装吸引眼球的零食、糖果)、流行的饮料;聪明药、"助眠"小药丸、"神效"止咳水、"上头电子烟";常用药物、精神麻醉药品;常见毒品的图片。约20 ~ 30张为一套,印制为半张 A4 大小的彩色卡片,每组一套。可重复使用。

3. **课件准备** 培训教师参考本章节末"知识拓展"部分和查阅正规来源("中国禁毒"微信公众号)资料,制作"毒品和药物滥用种类"图片、文字课件。

4. **场地准备** 培训教室,可移动桌椅。

(五)活动步骤

1. **导入(5 分钟)** 将学员分为 6 人一组,各组取一个组名。

培训教师先简单介绍:一些看似普通的饮料或食品,可能会是添加了有毒有害物质的新型毒品!新型毒品会伪装。可能有些学员不清楚毒品伪装成饮料或食品这一背景信息,也可能有些学员刚开始没有将毒品和食品联系起来。

现在,我们一起来看看平时我们可能会见到、吃到、喝到的食品,可能会是对身体有害的哦!

2. **说明讨论主题和要求(3 分钟)**

(1)培训教师讲解活动要求:培训教师先简单介绍,一些看似普通的饮料或食品,可能会是添加了有毒有害物质的新型毒品,强调被伪装起来的新型毒品。通过讨论活动,指导学员学会辨别伪装成饮料或食品的毒品。

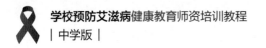

♥ **教学提示**

将大白纸横向分为三栏,通过讨论将图片进行分类摆放。

可饮用 / 食用的饮食	新奇"饮食"	药物和毒品
……	……	……

讨论:购买食物时,应注意哪几项?

遇到没见过或吃过的食物时,应该怎么做?

如果可能接触到毒品和非医疗目的的药物,如何拒绝使用?

(2)要求组员积极参与发表想法和观点,1 位组员代表全组汇报。

(3)培训班志愿者协助教师给每组发一张大白纸、一套卡片和两种颜色的记号笔。

3. **小组讨论环节(20 分钟)**　培训教师巡视讨论过程,鼓励组员参与发言。了解学员们的认知和观点,不作现场解答和评判,如有不正确的内容,在小结中"有的放矢"地加以澄清和引导。

4. **分享汇报(8 分钟)**　根据培训班规模大小,可采取每组或其中几组汇报的方式,每组汇报时间不超过 2 分钟。在地上或墙上集中展示小组成果。

♥ **教学提示**

培训教师简短归纳各组分享的观点,不作评判,每一个观点都有价值。如有不正确和不恰当的观点,在小结时系统地给予讲解和引导。

以下的小结内容仅提供一个思路,培训教师可以自己设计和撰写小结内容。

5. **培训教师小结(4 分钟)**　刚才各组的学员都非常认真地对卡片食物进行了归类。制、贩毒犯罪团伙为了获取经济暴利,利用青少年对社会常识认知不足,识别风险、预判行为后果的生活技能训练缺乏,对外界新奇事物充满好奇和尝试的心理等特点,将含有毒品成分的物质加以炫酷的包装,以食品、饮料的形式对青少年进行引诱和欺瞒,以发展更多的吸毒人群。

这个活动通过对生活中的种种食物的认识分析,提高食品安全的意识,如购买食品时,尽量到正规(具有营业执照和食品经营许可证)的商店;查看食品的包装是否完好、是否有正规生产厂家标识、产品合格证、出厂日期和保质期等。对于非正规出品的新奇"饮食"保持警惕性,在未经监护人同意的情况下不食用。对疑似毒品和非医疗用途的药物,应坚决拒绝。

知识拓展

1. 传统毒品

(1)海洛因:化学名称为二乙酰吗啡,俗称白粉、白面。滥用者会出现瞳孔缩小、畏光、肌体消瘦、说话含混不清、皮肤发痒、免疫功能降低等症状;并发症有艾滋病、肝炎、梅毒、肺炎及肺水肿等。戒断时出现:初时流涎、流涕、流泪、出汗、焦虑、频繁哈欠、失眠等;继而厌食、瞳孔扩大、恶心、呕吐、腹绞痛等。

(2)吗啡:吗啡具有较强的药物成瘾性,一般连续使用 1～2 周即可出现耐受性,滥用剂量是普通治疗量的 20～200 倍。对吗啡成瘾者突然停用可出现戒断综合征,表现为流泪、流涕、出汗、瞳孔散大、血压升高、心率加快、体温升高、呕吐、腹痛、腹泻、肌肉关节疼痛及神经、精神兴奋性增高,如惊恐、不安、打哈欠、震颤和失眠等,严重者还会出现虚脱和意识丧失。

(3)可卡因:是从古柯树叶中提取出来的生物碱。是一种强效的中枢神经兴奋剂,通常表现为产生欣快感、情绪高涨、思维活跃、好动、健谈或进行深度而连续的个人思考、食欲减弱、睡眠需要不迫切、延迟身心疲劳感、强烈的自信心和驾驭感、迅速完成一些简单的动作。

(4)大麻:大麻可让使用者改变心境以及对事物的主观感受,损伤思考及问题解决能力,大剂量使用可造成幻觉、妄想、精神失常。

2. 合成毒品

(1)冰毒:成分为甲基苯丙胺、去氧麻黄碱、甲基安非他明。滥用可造成慢性中毒、体重下降、精神错乱、性欲亢进、焦虑、烦躁、幻觉状态。

（2）摇头丸：摇头丸一般是指含有致幻型苯丙胺类兴奋剂成分的片剂和丸剂。服用后主要表现为活动过度、摇头扭腰、嗜舞、妄想、不知羞耻、性冲动及幻觉和暴力倾向，故俗称"摇头丸"。

（3）"开心水"：也被称为"HAPPY 水"，是一种无味、透明、液态的毒品，一般含有冰毒、氯胺酮、苯丙胺、MDMA 等毒品成分中的一种或者几种。使用后会引起人精神错乱及思想障碍，有人会出现类似于妄想性精神分裂症的情况，变得多疑并出现种种幻听。

（4）"神仙水"：主要指 γ-羟基丁酸，与 MDMA、氯胺酮一起并称为三大"迷奸药"，与此有关的性犯罪时有发生。

（5）"聪明药"：是多种精神药物的别称，包括利他林、阿德拉、莫达非尼等。犯罪分子通常将这类药物通过网络等渠道进行非法销售，欺骗学生和家长，隐秘性非常强。这类药物不仅成瘾性大、副作用强，还可能抑制儿童青少年的生长发育。"助眠"小药丸尼美西泮常被犯罪分子伪装成"安眠药物"，具有成瘾性和致幻性，误服和滥用会让服用者产生嗜睡、疲倦、意识模糊、记忆中断、行动功能受损等症状。

（6）"神效"止咳水：含可待因。长期大量滥用含有可待因成分的药品后，会导致惊厥、精神抑郁、恶心呕吐等症状，容易产生耐药性、成瘾性。

（7）"上头电子烟"：通常被不法分子添加了依托咪酯。吸食依托咪酯后会出现眩晕、手脚抽搐、昏厥摔倒等症状。

第二节　艾滋病与吸毒的关系

在艾滋病的传播途径中，经血液传播和经性传播，都与吸毒行为有密切的关系,预防吸毒是预防感染艾滋病的重要培训内容。本节总时长 30 分钟,推荐的培训活动有小组讨论、分析关系图、专题讲座,既可用于师资培训,也可以在学校禁毒防艾教育中,面向学生开展教学活动,根据培训规模、场地、时间等情况,选取一个培训活动。

一、小组活动——艾滋病与吸毒有关系吗?

(一)活动目的

通过思考讨论艾滋病与吸毒的关系,加深对艾滋病传播途径的认识,理解预防吸毒的重要性。

(二)活动时间

30 分钟。

(三)活动方法

小组讨论。

(四)活动准备

1. **物料准备** 根据参训学员及分组情况,每组 1 ~ 2 张大白纸(70cm×100cm)、红 / 黑 / 蓝 3 色油性记号笔各 1 支,双面胶,笔记本电脑和投影仪,扩音设备,黑板或白板。

2. **课件准备** 培训教师参考本章节末"知识拓展"部分和查阅正规来源资料,制作"艾滋病与吸毒的关系"内容小结课件。

3. **场地准备** 培训教室,可移动桌椅。

(五)活动步骤

1. **导入(3 分钟)** 报数分组,将参训学员分成 6 人左右一组。如有 50 人,依次报数 1、2、3、4、5、6、7、8……,报相同数字的人组成一组。每组自己起一个组名,围坐在一起。

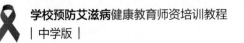

💗 **教学提示** ——————————————————

　　报数分组将相邻座次的人分开,促使学员更多地与其他人交流、分享想法和观点。培训教师鼓励学员创新其他的分组方法,并应用到今后对学生的教学中。

————————————————————————————————

　　2. 说明讨论主题和要求(2 分钟)

　　(1)培训教师在大白纸上或课件投影上写下讨论主题"艾滋病与吸毒有关系吗? 有什么关系? "。

　　(2)每组讨论时间为 10 分钟。要求组员积极参与发表想法和观点,1 位组员在大白纸上记录讨论内容,1 位组员代表全组汇报。

　　(3)培训班志愿者协助教师给每组分发大白纸和记号笔。

　　3. 小组讨论环节(10 分钟)　培训教师巡视讨论过程,鼓励组员参与发言。了解学员们的认知和观点,不作现场解答和评判,在小结中"有的放矢"地加以澄清和引导。

　　4. 分享汇报(10 分钟)　根据培训班规模大小,可采取每组或其中几组汇报的方式,每组汇报时间不超过 2 分钟。在地上或墙上集中展示小组成果。

💗 **教学提示** ——————————————————

　　培训教师简短归纳各组分享的观点,不作评判,每一个观点都有价值。如有不正确和不恰当的观点,在小结时系统地给予讲解和引导。

　　以下小结内容仅提供一个思路,培训教师可以自己设计和撰写小结内容。

————————————————————————————————

　　5. 培训教师小结(5 分钟)　刚才各组的学员都非常认真地思考和讨论了"艾滋病与吸毒的关系",大家对这部分内容有一定的认知和想法,非常好!

　　艾滋病与吸毒,或者说是"物质滥用"有密切的关系。从艾滋病的三条传播途径来看,血液传播中的共用注射器吸毒是艾滋病感染的危害行为,1989 年我国吸毒感染艾滋病的报道,就是吸毒者们共用注射器使用海洛因引起的群体感染。随着我国全民参与的禁毒防艾工作力度不断加大,传统毒品(以海洛因为主)的使用得到控制,经吸毒途径导致的艾滋病传播也得到了有效遏制。

近年来,艾滋病的传播以性行为传播为主,使用合成毒品的吸毒现象愈发突出和严重,其可导致吸毒者精神行为不受大脑控制,极易发生不安全性行为、性侵害,感染性传播疾病(艾滋病)的概率非常大,并产生性侵害后的身心健康影响。因此,预防艾滋病的措施之一是树立"终生不吸毒、不涉毒"的信念,并学习识别毒品或物质滥用风险的知识和技能。

二、专题讲座——艾滋病与吸毒的关系(备选)

(一)活动目的

讲解艾滋病与吸毒的关系,加深对艾滋病传播途径的认识,理解预防吸毒的重要性。

(二)活动时间

30 分钟。

(三)活动方法

讲座、互动提问。

(四)活动准备

1. **物料准备** 笔记本电脑和投影仪,扩音设备,黑板或白板。准备三份学员提问小礼物。

2. **课件准备** 培训教师根据核心信息,参考本章节末"知识拓展"部分和查阅正规来源资料,制作"艾滋病与物质滥用(吸毒)的关系"课件。

3. **场地准备** 教室或会议室。

(五)活动步骤

1. **导入(5 分钟)**

(1)头脑风暴:艾滋病的三条传播途径是什么? 哪些传播途径与吸毒或者

说物质滥用有关系？

(2)培训教师：好，刚才大家都"七嘴八舌"地说了艾滋病的传播途径，以及与吸毒的关系，这就是我们今天交流的主题——艾滋病与物质滥用(吸毒)的关系。

💗 **教学提示**

　　头脑风暴环节希望大家一起回答，目的是提起兴趣和关注，轻松气氛。应避免点名式提问。

2. 核心信息讲解(20分钟)

(1)艾滋病感染的三条传播途径，有两条与使用毒品密切相关。吸毒或吸毒之后的行为，造成了艾滋病的传播。吸食毒品可导致身体免疫力下降，为艾滋病病毒的感染和发病创造了条件。

教学案例

　　小明和小强是表兄弟，前几年和"朋友"一起玩时先后吸上了海洛因，在当地的戒毒所戒过几次毒，但每次出戒毒所后，都很快又复吸了。这一年来，他们和几个"朋友"经常聚在一起玩，其中有一个人教他们用注射器将毒品打进血管里，大家在毒瘾发作时，忍耐不了身、心的难受，迫不及待地抢过上一个人刚用过的注射器，顾不得针管和针尖上还有别人的血液，抽了毒品液体打进自己的血管。上个月，在戒毒所的体检中，小明、小强的HIV(艾滋病病毒)抗体检测为阳性，他们感染了HIV。

(2)传统毒品吸毒者常常通过共用针头、针管，引起艾滋病病毒的经血液传播。吸毒者经常几个人甚至十几个人凑在一起吸毒，共用一副注射器。吸毒者为了尽可能用完针管内残留的毒品，常把自己的血液回抽到针管中，从而使针管壁吸附了血液，其他人再使用该注射器不消毒、不清洗，或消毒不彻底，就极易被感染。一群吸毒者常常共用一个注射器,并且反复使用,如共用注射器的人中有艾滋病感染者,病毒便可通过血液传播传染给其他人。吸毒者多为中青年,毒品又增强了性欲,易发生不安全性行为,使艾滋病更易传播给他们的配偶和其他人群。

【情景分析】

周末了,小玲的同学过生日,约她们几个好朋友去吃晚饭、K歌庆祝。大家玩得正高兴时,过来两个帅哥搭讪,请她们喝饮料。11时,小玲妈妈打电话来让她回家,她很兴奋开心,不想回去……

大家分析一下,接下来可能会怎么样?

只要有人说出"可能会吸毒、吸合成毒品"等即可。

在涉及"预防吸毒的措施"进行识别风险、预判后果的生活技能训练中可再次用到。

培训教师:上面的这个情景,是真实发生在青少年中的事例,由平常生活中的娱乐方式,一步步地向有安全风险的方面走近,刚才我看到了大家的思考,有几位说到了可能会接触到"毒品"。对的,在对吸毒者的访谈中了解到,以上的场景和娱乐方式,是他(她)们第一次接触和吸食合成毒品的常见情况。

(3)吸食合成毒品是引起不安全性行为、感染艾滋病的主要方式。吸食、滥用合成毒品可以快速使人精神兴奋、狂躁,产生幻觉、麻醉、自控力下降等,引发性冲动、毒驾、飙车、伤人甚至杀人、自杀等,而其引发的即刻性冲动极容易导致无保护(不戴安全套)的异性或同性性行为,从而引起艾滋病病毒的经性行为传播。

(4)毒品是传播艾滋病的温床,毒品盛行的地方艾滋病一定猖獗,同样,艾滋病猖獗的地方毒品同样盛行。同时,这个地区的犯罪率也相对其他地区要高。因此,毒品与艾滋病常常是伴随出现的,需要同时预防治理。

3. 提问和小结(5分钟) 培训教师小结:刚才我们一起学习了"艾滋病与物质滥用(吸毒)的关系"的内容,我看到大家挺认真地听讲,而且感到大家有思考的神态哦!现在进入学员提问环节,请三位学员提问,如果我回答不上来,请大家一起帮助我,或者课后查资料。

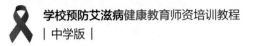
❤ **教学提示** ———————————————————————

　　培训教师站立讲解,及时观察全体学员的听课情况,穿插互动。给提问的三位学员每人发一份小礼物。

———————————————————————

三、关联图分析活动——吸毒与艾滋病有什么关系吗?（备选）

（一）活动目的

　　通过讨论艾滋病与吸毒的关系,加深对艾滋病传播途径的认识,理解预防吸毒的重要性。

（二）活动时间

　　30 分钟。

（三）活动方法

　　小组关联图分析。

（四）活动准备

　　1. **物料准备**　根据参训学员及分组情况,每组 1 ～ 2 张大白纸(70cm×100cm)、红 / 黑 / 蓝 3 色油性记号笔各 1 支,双面胶,笔记本电脑和投影仪,扩音设备,黑板或白板。

　　2. **课件准备**　培训教师参考本章节末"知识拓展"部分和查阅正规来源资料,制作"艾滋病与物质滥用(吸毒)的关系"内容小结课件。

　　3. **场地准备**　培训教室,可移动桌椅。

（五）活动步骤

　　1. **导入(5 分钟)**　采用"桃花朵朵开"分组方式分组。将参训学员分成6 人左右一组。每组自己起一个组名,围坐在一起。(分组方法参见本教程附录)

2. 说明讨论主题和要求(2分钟)

(1)培训教师在大白纸上或课件投影上写下讨论主题"吸毒与艾滋病有什么关系？"。

(2)每组用画关联图的方式进行讨论。要求组员积极参与发表想法和观点，设计和画出关联图。1位组员代表全组汇报。

(3)培训班志愿者协助培训教师给每组分发大白纸和记号笔。

3. 小组讨论环节(15分钟)　培训教师巡视讨论过程，鼓励组员参与发言。了解学员们的认知和观点，不作现场解答和评判，在小结中"有的放矢"地加以澄清和引导。

4. 分享汇报(5分钟)　根据培训班规模大小，可采取每组或其中几组汇报的方式，每组汇报时间不超过2分钟。在地上或墙上集中展示小组成果。

💙 **教学提示** ―――――――――――――――――――――――――――

　　培训教师简短归纳各组分享的观点，不作评判，每一个观点都有价值。如有不正确和不恰当的观点，在小结时系统地给予讲解和引导。

　　以下的小结内容仅提供一个思路，培训教师可以自己设计和撰写小结内容。

―――――――――――――――――――――――――――――――――――

5. 培训教师小结(3分钟)　刚才各组的学员都非常认真地思考和画出了"艾滋病与吸毒的关系"的关联图，每个组的表现形式都非常用心和具有特点。

艾滋病与吸毒，或者说是"物质滥用"有密切的关系。从艾滋病的三条传播途径来看，血液传播中的共用注射器吸毒是艾滋病感染的危害行为。近年来，艾滋病的传播以性行为传播为主，使用合成毒品的吸毒现象愈发突出和严重，其可导致吸毒者精神行为不受大脑控制，极易发生不安全性行为、性侵害，有可能感染性传播疾病(艾滋病)，并产生性侵害后的身心健康影响。因此，大家须记住，预防艾滋病的措施之一是树立"终生不吸毒、不涉毒"的信念，并学习识别可能接触毒品或物质滥用风险的知识和技能。

第三节 **预防青少年吸烟和饮用酒精类物质**

烟草与酒精是物质滥用的常见种类,青少年吸烟、饮酒现象增多,并呈现低龄化趋势,不但对青少年生长发育有健康危害,也往往是吸毒的前奏。吸烟和饮酒是发生吸毒和不安全性行为的高风险因素。本节推荐的培训活动有专题讲座、利弊分析法,既可用于师资培训,也可以在学校禁毒防艾教育中,面向学生开展教学活动。根据培训规模、场地、时间等情况,选取一个活动或组合几个活动进行培训。总时长 30 分钟。

一、专题讲座——烟草与酒精类物质对人体的危害

(一)活动目的

通过讲解烟草和酒精类物质的危害,重视吸烟、饮酒对青少年健康的影响。

(二)活动时间

30 分钟。

(三)活动方法

专题讲座、互动提问。

(四)活动准备

1. **物料准备** 笔记本电脑和投影仪,扩音设备,黑板或白板。

2. **课件准备** 培训教师可参考《国家卫生健康委在线访谈:保护青少年免受烟草危害》(2024 年 6 月 21 日)或查阅正规来源资料,制作"烟草与酒精类物质对人体健康的危害"课件。

3. **场地准备** 教室或会议室。

(五)活动步骤

1. **导入(2 分钟)** 吸食烟草和饮用酒精类物质损害身体健康,均已经过科学研究证明。

💙 **教学提示** ————————————————————

实物展示:展示烟盒包装实物或 PPT 图片,突出"吸烟有害健康"字样。

————————————————————————————

2. 核心信息讲解(25 分钟)

(1)烟草的危害:《中国吸烟危害健康报告 2020》中提供了充分的科学数据,明确指出:吸烟可以导致多种慢性阻塞性肺疾病,增加呼吸系统的感染(肺结核、肺部炎症),以及肺癌、喉癌、膀胱癌等多种恶性肿瘤的发生;导致高血压、脑卒中等心脑血管疾病;还可以导致 2 型糖尿病,增加糖尿病患者大血管和微血管并发症的发病风险。

烟草中有 7 000 多种化学物质,其中有数百种有害物质,明确的致癌物质到目前为止已经发现超过 69 种,主要成分见图 3-1。可以说,烟草几乎可以损害人体的所有器官。

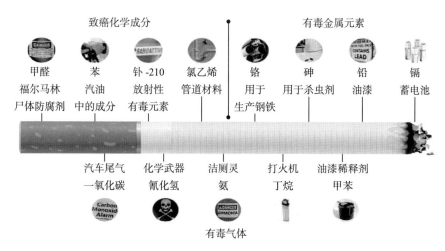

图 3-1　香烟成分示意图

二手烟的危害绝不亚于一手烟。二手、三手烟对被动吸烟者的危害一点儿不比主动吸烟轻,特别是对婴幼儿和青少年儿童等未成年人的健康危害尤为严重。

(2)饮用酒精类物质的危害:酒精类物质进入身体后,很快随着血液到达全身,对大脑和全身各系统产生影响,使心率加快、大脑自控能力减弱、多巴胺分泌增多,使人先兴奋快乐,后出现神志不清;酒精对肝脏、胃等器官的损害非常大。

(3)青少年吸烟和饮酒对健康伤害更大:青少年正在生长发育时期,大脑和神经系统尚未完全成熟,吸烟和酒精会影响大脑的发育,可能导致儿童学习和记忆能力的下降;青少年对尼古丁和酒精的敏感性比成年人更高,更容易形成依赖;可以损害骨骼生长,影响正常的生长发育,使体重下降。

3. **提问和小结(3分钟)** 培训教师小结:烟草和酒精类物质使用的主要危害包括以下几方面。

◇过早地接触烟酒,会造成或加重个人的心理行为障碍。

◇过早吸烟不利于身体的发育,尤其不利于呼吸系统、循环系统及生殖系统的发育。

◇饮酒会降低人们的注意力和警觉性,使人丧失对别有用心之人的防范。

◇饮酒使人智力下降。

◇醉酒之人经常闯祸。

◇吸毒者将烟酒称为走向吸毒的"敲门砖"。

二、利弊分析活动——我的健康我保护(备选)

(一)活动目的

通过让每个学员思考吸烟、饮酒的利与弊,分析可能带来的健康伤害的不良后果,学习个人行为的选择与做决定的思维方式。

(二)活动时间

30分钟。

(三)活动方法

权衡利弊法。

(四)活动准备

1. 物料准备 每人一张 A4 纸,自备笔,笔记本电脑和投影仪,扩音设备,黑板或白板。

2. 课件准备 培训教师参阅本章节末"知识拓展"和第六章中的参与式方法。

3. 场地准备 教室或会议室。

(五)活动步骤

1. 导入(2 分钟) 吸烟和饮酒的行为,在社会和家庭生活中比较常见,这两种行为究竟是要拒绝还是效仿? 我们来思考分析一下吧!

2. 说明活动要求(3 分钟) 培训教师讲解活动要求:每人在一张 A4 纸上填写如下内容。

吸烟的后果:

吸烟的利	吸烟的弊
……	……

饮酒的后果:

饮酒的利	饮酒的弊
……	……

3. 活动环节(15 分钟) 培训教师巡视,了解学员们的认知和观点,不作

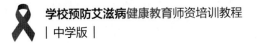
现场解答和评判。

4. 分享汇报(8分钟) 请3~5位学员分享分析和选择结果。

♥ **教学提示**

　　培训教师简短归纳分享的观点,在小结时系统地给予讲解和引导。

　　以下的小结内容仅提供一个思路,培训教师可以自己设计和撰写小结内容。

5. 培训教师小结(2分钟) 生活中每天都面临着选择,选择做什么或要什么,选择是否正确或恰当,不是盲目地进行,而是需要分析思考,以上对烟、酒的利弊分析(在本书第四章"青少年生活技能"中关于"选择与决定"的学习活动中有提示,详见后文),是根据自己的认知、感受和经验教训,权衡待选择的行为或事物的利与弊,预判选择后可能发生的后果,如果后果是有伤害的、有风险的,即使利大于弊,也不能选择。

　　对于青少年来说,必须拒绝吸烟和饮酒的行为!

知识拓展

　　1. 二手烟　二手烟是指由吸烟者在吸烟过程中吐出的"主流"烟草烟雾及由点燃的卷烟或其他有烟烟草制品排放到环境中的"侧流"烟草烟雾。

　　二手烟含有数百种已知有毒或致癌的化学物质,其中至少有69种致癌物,包括重金属、烟草特有亚硝胺及多环芳烃等有害物质,可损害遗传物质和干扰细胞正常分裂,破坏机体的免疫功能,引起癌症和畸形的发生。

　　二手烟暴露没有所谓的安全水平,即使短时间暴露于二手烟之中也会对人体的健康造成危害。排风扇、空调等通风装置,都无法避免非吸烟者吸入二手烟。

2. 三手烟　烟草烟雾吸附在衣服、家具、地毯、墙壁甚至头发和皮肤等表面的残留物,这些残留物可存在几天、几周甚至数月,持续危害身体健康,被称为三手烟。

一方面,三手烟会附着在接触到的任何物体上,且随着时间的推移而累积,可以深入地板和墙壁中,很难清除和清洁。另一方面,吸附在物体表面的三手烟还会重新散发到空气中,与氧化剂反应,和其他化合物产生二次污染物。如,有研究表明,烟草烟气中残留的尼古丁会与环境中的一氧化二氮(N_2O)发生反应,形成致癌的烟草特异性亚硝胺。2018年,实验室新研究发现三手烟会增加小鼠患肺癌的风险。

儿童更易受到三手烟的危害。特别是婴幼儿接触和舔到受污染的物体表面,极易暴露在三手烟的危害中。

3. 电子烟　电子烟是一种模仿卷烟的电子产品,它同样含有多种致癌物质和有害物质。市场上大多数电子烟和正常烟草一样,都含有尼古丁。尼古丁是一种高度成瘾性物质,使用任何形式的烟草和烟草产品都会产生尼古丁的依赖。电子烟液中还含有甲醛、乙醛、多环芳烃、挥发性有机物以及烟草特有的亚硝胺等有害物质,还含有镍、铬、镉、锡和铅等重金属元素。

国家卫生健康委发布的《中国吸烟危害健康报告 2020》就已明确提出:有充分证据表明,电子烟是不安全的,会对健康产生危害。对于青少年而言,电子烟会对青少年的身心健康和成长造成不良后果,同时会诱导青少年使用卷烟。

4. 饮酒的危害　2023 年 11 月,北京大学的研究人员在著名医学期刊《柳叶刀》子刊 *The Lancet Public Health* 上发表了一项涉及 51 万中国人饮酒大数据的分析研究,该研究证实:根本不存在适度饮酒有益健康的说法。特别是长期、大量饮酒会给健康带来重大危害,具体包括以下几点。

（1）大脑萎缩：长期大量饮酒，会伤及脑组织，导致脑萎缩、脑出血等情况。2017年发表在《英国医学期刊》（*The BMJ*）上的一项研究发现，长期轻中度饮酒（大约每周7～10瓶啤酒或者1～2瓶红酒）也会对大脑功能造成一些损伤，比如认知、记忆等功能损伤。

（2）心脏受损：长期大量饮用酒精的人心肌组织中会出现脂肪细胞，导致心室体积扩大、心肌肥厚、心脏增大，即酒精性心肌病。

心肌受损会导致心脏增大，但搏血量并未相应增加，这会导致机体的器官和组织出现缺血和缺氧的情况。如果就医不及时，很容易引发心力衰竭，甚至猝死。

（3）导致肝癌：酒精是在肝内进行代谢的，酒精对肝脏的危害是逐步累积的，酒精性脂肪肝有可能发展为酒精性肝炎，并进而出现酒精性肝硬化，极大地增加肝癌的患病风险。

（4）胃部疾病：酒精对胃肠黏膜的损害很大。饮酒后轻则引起胃黏膜损伤炎症，重则胃溃疡、胃出血，甚至胃穿孔。

（5）骨质疏松：酒精会使骨骼中钙、镁等矿物质流失，从而导致骨质疏松。

5. 预防青少年吸烟及饮酒　青少年吸烟和饮酒的主要动机有成长的压力、同伴社交、希望体现成熟和个性、认为将来戒烟和戒酒很容易、认为重大疾病离自己很远等。

需要强调青少年所关注的健康影响问题，比如对他造成学习障碍、影响运动表现、加速皮肤老化等，以提高青少年对烟草、酒精威胁的认识，消解烟草制品、饮酒行为与减压和社交"神器"的文化捆绑，以促进青少年抵制烟草、酒精的诱惑，提高对自己的健康负责的信念。

党和政府高度重视青少年的健康和发展。《中华人民共和国基本医疗卫生与健康促进法》《中华人民共和国未成年人保护法》《中华人民共和国广告法》等法律法规，无烟公共场所、无烟学校、无烟家庭等社会环境和规范建设,都为保护青少年免受烟草危害提供了保障。

做好青少年控烟工作,提高青少年控烟意识是关键的一环。要加强健康教育,将控烟健康教育作为国民素质教育的重要内容,积极地向青少年普及烟草危害知识,倡导无烟文化,帮助青少年识别有关烟草制品的谣言和误区,宣讲拒绝烟草诱惑的小技巧。积极倡导无烟行动,共享无烟健康生活。

第四节 识别不安全风险 抵御同伴不良诱惑

青少年可能沾染的吸毒行为和感染艾滋病的风险,通常是在不知情、无安全意识的情况下,或者在同伴的不良诱惑和胁迫下发生的,练习识别生活中的不安全风险,抵御同伴不良诱惑的生活技能是师资培训的核心内容。本节总时长 1.5 小时,推荐的培训活动有小组讨论、情景表演、拒绝技能练习,既可用于师资培训,也可以在学校禁毒和预防艾滋病教育中,面向学生开展教学活动。根据培训规模、场地、时间等情况,选取一个活动或组合几个活动进行培训。

一、情景分析活动——我在哪里?

(一)活动目的

养成对安全和健康进行思考分析的思维习惯,凡事先想想是否有潜在的对安全和健康的风险,分析事件发展的趋势和后果。

(二)活动时间

30 分钟。

(三)活动方法

站位选择。

(四)活动准备

1. **物料准备** 大白纸 5 张,A4 纸若干张,红 / 黑 / 蓝 3 色油性记号笔各 1 支,双面胶,笔记本电脑和投影仪,扩音设备,黑板或白板。

2. **课件准备** 在 A4 纸(或报纸)上写下青少年常见的活动场所、青少年可能接触到的活动场所(每张纸写一项):学校、家、朋友家、亲戚家、超市、小卖部、烧烤摊、冷饮店、网吧、酒吧、卡拉 OK、慢摇吧、桑拿室、篮球场、游泳池、野外、海边、旅馆等。

活动开始前先与 2 ~ 3 位学员说明游戏的内容,请他们站位时故意站到如网吧、卡拉 OK、慢摇吧、酒吧等处。

3. **场地准备** 培训教室,可移动桌椅。在地上画一条时间线,标示出时间段,如:从 8—10 时;10—12 时;12—14 时;14—16 时;16—18 时;18—20 时;20—22 时;22—0 时;0—次日 8 时。

(五)活动步骤

1. **导入(2 分钟)** 今天我们以模拟情景的游戏来学习。请志愿者将准备好的卡片分发给每人各一张。

2. **说明活动要求(3 分钟)** 每个人手中的卡片是生活中的一个活动场所,请大家思考卡片场所与地上的时间段的对应关系。

3. **情景分析活动(20 分钟)**

(1)周末的时候,人们在这些时间段通常会做什么?

请大家把写着各种场所的纸片放在自己认为的时间标示上,并用一句话说明摆放的理由。

(2)你在周末的某个时间段,会在哪里? 为什么? 让大家自由选择一个时间段并选择一个场所,加以说明。

对有几位学员站的位置(事先准备的)进行讨论,如在网吧一个晚上、和社会青年在酒吧或烧烤摊……,讨论可能出现的后果。

(3)有没有人想改变位置?给大家一个重新站队的机会(可能有人移位,也可能没有),随机问几位学员:你为什么移(不移)?

4.**培训教师小结(5分钟)** 有许多场所是青少年不适宜涉足的,除了卡片上的内容外,请各位学员结合当地的情况,去了解我们的学生、孩子还会去哪些地方? 通过这样的模拟练习,我们作为成人思考识别是否有危害健康和生命的因素和行为,之后引导学生逐渐养成对安全和健康进行思考分析的思维习惯,凡事先想想是否有潜在的对安全和健康的风险,一步步分析事件发展的趋势和后果,只要后果可能会有伤害性,这样的事情和行为就不去做。

二、个人填表——谁在影响我?

(一)活动目的

梳理和反思自己在生活中做选择和决定的方式,识别同伴的不良影响。

(二)活动时间

30分钟。

(三)活动方法

列表填空。

(四)活动准备

1.**物料准备** 每人一张A4纸,红/蓝/黑笔各1支。培训教师事先在大白纸上画出一张人际关系分析表。

2.**场地准备** 教室或会议室。

（五）活动步骤

1. 导入（3 分钟） 在社会生活中，需要做选择或是做决定时，除了自己的思考，有时候周围的人对我们的决定是有影响的，请大家在分析表中填出，对自己做某件事影响较大的人。

2. 个人思考填表（20 分钟） 每一个人发一张人际关系分析表（表 3-3），请在表上填出相关内容，红笔写现在的情况，另一色的笔写过去的情况。

表 3-3　人际关系分析表

	看电影	听音乐	购物	安排假日	吸烟	尝试新奇事物
父母						
老师						
朋友						
同学						
邻居						
明星						
……						
……						

3. 与旁边的人交流（5 分钟）

4. 培训教师小结（2 分钟） 刚才这个活动，是对自己在生活中做选择和决定的方式进行梳理和反思，大家可能会发现，很多时候，个人行为受周围人和当时环境的影响很大，有的影响是促进我们积极情绪的，有的影响会带来消极的生活态度，对健康和安全产生有伤害的后果。生活中每天都面临选择和决定，在参考别人意见的同时，重要的是养成自我思考的习惯，别"跟着感觉走"，避免在某件事发生不良后果后，才懊恼地说"我没想到会这样！""我怎么知道后果会不好！""别人都做了，我为什么不能？"。

为了使生活中"意料之外"的不良后果少发生一些，要更多地对自己的选择有"意料之中"的思考再决定是否采取行为，希望各位学员回到学校带领同学们一起去练习这样的思考活动。

三、拒绝技能练习——学会说"不"

(一)活动目的

分清有害身心健康的同伴不良影响,练习如何拒绝不良的影响和诱惑。

(二)活动时间

30分钟(可以选择不同的生活情景,分段练习)。

(三)活动方法

角色扮演、讨论法。

(四)活动准备

1. 培训教师事先选出一些青少年会遇到的生活情景(见提示),熟悉本活动需要的时间、步骤和注意事项。

2. **物料准备**　记录用的笔记本一本,每组一张大白纸,小卡片若干,记号笔3支,彩色笔1盒,如有条件可以准备照相机或摄像机。

3. **场地准备**　教室或会议室。

(五)活动步骤

1. **导入(3分钟)**　将学员分为6～8人一组。各组在下面列出的各种情景中选出一个,以小组为单位讨论如何拒绝这些情景中的请求,进行编排,准备时间为10分钟。每组展示演出,时间在5分钟内。

(1)考试时你的同学递纸条给你,向你要某道题目的答案时。

(2)有人给你一笔你非常需要得到的钱,然后要你做一些事情时,如帮他带可能是毒品的东西等。

(3)你是一位很讲义气的人,当好朋友要你帮助他摆平一个欺负过他的人时。

(4)你非常珍爱的异性朋友,向你提出性要求时。

(5)几年不见的同学,邀请你吃饭、喝酒、下舞厅时。

(6)你的好友甚至长辈要你"吸几口"烟或毒品享受一下,或者陪他赌博时。

2. **展示表演(25 分钟)** 每组展示表演,演出结束后,请大家用一句话谈感受。培训教师对各组表演不做评判和评比。

3. **培训教师小结(2 分钟)** 每位学员要学会分清有害身心健康的同伴不良影响,练习如何拒绝不良的影响和诱惑。有时由于种种因素的干扰和影响,坚定地说"不"是很难的,但是,从保护自己和他人健康的角度出发,避免毒品和性行为对我们身体和心理造成危害,应该毫不犹豫地说"不"。

参考建议:

(1)坚定地直接说"不"。

(2)巧妙地找到借口。

(3)提出新的建议。

(4)尽快离开当时的不良环境。

(5)多参加社会活动、集体活动和公益活动。

(6)加强亲子关系,促进家庭沟通。

通过练习,可以将生活技能作为一种在社会生活中的良好能力传授给青少年,如当生活中出现问题时,按以下步骤进行。

以"吸烟"为例:你有几个要好的同学吸烟有一段时间了,你们经常在一起玩,他们吸烟时,也会动员你吸一支,这时,你的决定是拒绝吸烟,可又怕伤害朋友之间的友情,你怎么办? 可参考图 3-2 的做法。

- 发现问题——同伴吸烟,并动员你也一起吸烟
  ↓
- 思考各种可能的解决办法——各种拒绝的办法
  ↓
- 权衡各种办法的利弊——快速的 T 型分析
  ↓
- 选择这些办法中最适宜的一种——既表达了不抽烟的决定,又不伤害朋友友情
  ↓
- 计划实施——设想可能出现的情况及对策
  ↓
- 行动——表达过程中心里不能有一丝的犹豫,否则在不断的劝说中你会放弃你的决定
  ↓
- 效果——没有吸烟,同伴们尊重你的决定,可能有同伴在你的影响下,也不再吸烟了,同时你们仍然是好朋友

图 3-2 行动思考图

思考与探究

1. 做一做 组织学生进行小组讨论活动,完成分析当地青少年物质滥用原因的讨论报告。

2. 想一想 列出预防青少年滥用药物的多条措施;分析可能发生因误用、滥用药物而感染艾滋病的危险场所和情景,为学生进行案例教学备课。

▶▶ 章末小测试

一、判断题

1. 麻醉、精神类药品具有药品、毒品双重属性,从合法渠道获得并合理使用、能为人解除病痛的就是药品,非医疗目的滥用的就是毒品。

2. 传统毒品一般是指鸦片、海洛因、大麻等流行较早的毒品。合成毒品一般是指通过化学方法进行合成的毒品。

3. "笑气"是一种无色有甜味气体,具有轻微麻醉作用,能致人发笑,具有成瘾性。

4. 毒贩经常会把毒品伪装成跳跳糖、奶茶、咖啡包等,我们要保持警惕。

5. 吸毒如果仅仅偶尔吸一两次,一般都不会上瘾。

二、单选题

1. 根据《中华人民共和国禁毒法》,毒品是指鸦片、海洛因、甲基苯丙胺(冰毒)、吗啡、大麻、可卡因,以及国家规定管制的其他能够使人形成瘾癖的(   )

    A. 处方药物　　　　　　　　B. 精神活性物质

    C. 麻醉药品和精神药品　　　D. 兴奋剂

2. 海洛因的化学名称是(   ),呈白色粉末状,俗称"白粉""白面""四号"。如采取静脉注射的方式吸食海洛因,1～2次就可能成瘾

    A. 甲基苯丙胺　　　　　　　B. 可卡因

    C. 二乙酰吗啡　　　　　　　D. 美沙酮

3. 丧尸药、浴盐、土冰,这些都是同一类毒品的俗称,它的真正名称是( )

    A. 氯胺酮　　　　　　　　　　B. 甲卡西酮

    C. 苯丙胺　　　　　　　　　　D. 芬太尼

4. 合成毒品直接作用于人的(　　),其危害比传统毒品更大

    A. 大脑　　　　B. 心脏　　　　C. 中枢神经　　　D. 肌肉

5. 俗称"小树枝""上头电子烟油""娜塔莎"等的物质,其成分往往含有我国列管的(　　)物质

    A. 芬太尼类　　　　　　　　　B. 合成大麻素类

    C. 氯胺酮类　　　　　　　　　D. 卡西酮类

三、多选题

1. 下列属于我国整类列管的非药用类麻醉药品和精神药品的有( )

    A. 合成大麻素类物质　　　　　B. 色胺类物质

    C. 卡西酮类物质　　　　　　　D. 芬太尼类物质

2. 所谓"聪明药",多数是指(　　)等精神药品,本用于治疗儿童多动症等疾病。正常人长期服用不仅不会变聪明,还会产生药物依赖,断药后会出现注意力涣散、精神萎靡、暴躁抓狂等精神症状,甚至出现幻觉、妄想等药物戒断反应

    A. 利他林(主要成分为哌醋甲酯)

    B. 专注达(主要成分为盐酸哌醋甲酯)

    C. 阿德拉(主要成分为右苯丙胺)

    D. 莫达非尼

3. 有人劝说小明一起"嗨气球",并且告诉小明吸了之后会有"上头"的感觉。对于该案例,下列说法正确的是( )

    A. 这种"气球"里填充的气体很可能是"笑气"(一氧化二氮)

    B. 大量吸食"笑气"会产生致幻、视听功能障碍等副作用,对神经系统造成永久伤害,严重者可致瘫痪甚至死亡

    C. 偶尔和朋友一起吸着玩玩也是可以的

    D. 小明应该坚决拒绝

4. 人们常说"毒品猛于虎",毒品祸害无穷,不仅严重损害吸毒者本人的身体健康,对吸毒者的家庭和整个社会秩序都造成了严重的打击,吸毒的危害包括( )

A. 危害个人,包括摧残人的身体、扭曲人格,引发自伤、自残、自杀的行为,传播疾病等

B. 危害家庭,包括对家庭成员身心的摧残,导致倾家荡产、家破人亡,贻害后代等

C. 危害社会,包括诱发违法犯罪、影响国民素质、吞噬社会巨额财富、影响国计民生等

D. 吸毒只是对个人有影响

5. 常见的物质滥用种类有( )

A. 传统毒品,如海洛因

B. 合成毒品,如冰毒、摇头丸

C. 镇静安定类,如三唑仑、尼美西泮

D. 烟草和酒精类

▰ 参考答案 ▰

一、判断题 1. 对;2. 对;3. 对;4. 对;5. 错。

二、单选题 1. C;2. C;3. B;4. C;5. B。

三、多选题 1. ABD;2. ABCD;3. ABD;4. ABC;5. ABCD。

▶▶ 主要参考文献

[1] 云南省禁毒委员会,云南省公安厅,云南省教育厅. 青少年毒品预防教育指南:教师和培训者手册 [M].昆明:云南民族出版社,2010.

[2] 韩云涛,朱敏. 禁毒防艾同伴教育指南 [M].昆明:云南科技出版社,2017.

[3] 中国禁毒网.2024 年全国青少年禁毒知识竞赛中学组题库 [EB/OL].[2025-03-17]（2024-09-11）. http://www.nncc.org.cn/20240911/96d8b57b3cdb4361885ee3c9072edf62/c.html.

第四章

青少年
生活技能

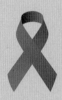

培训目标

1. **知识目标** 解释生活技能的概念；叙述青少年时期需要的生活技能内容；说出与预防艾滋病教育密切相关的生活技能。

2. **态度目标** 认识"识别感染风险 预判行为后果"的青少年生活技能训练的重要性，认识青少年生活技能教育对塑造青少年正确价值观和良好行为习惯的作用。

3. **技能目标** 参与生活技能教育的游戏活动，并指出游戏活动的意义。

推荐学时

6 小时

培训内容

不同主题培训内容的培训方法及学时分配见表 4-1。

表 4-1 "青少年生活技能"培训内容

主题	推荐培训(教学)方法	学时/小时
生活技能的概念与重要性	游戏体验、思维导图分析	1.5
生活技能内涵及案例：如何对待自己	案例分析、小组讨论	1
生活技能内涵及案例：如何与他人相处	案例分析、角色扮演	1
生活技能内涵及案例：如何有效决策	案例分析、小组讨论	1
综合训练：识别行为风险、应对同伴压力、练习拒绝技能	小组讨论、头脑风暴、角色扮演	1.5
学时小计		6

关键词

生活技能;心理社会能力

核心信息

1. 世界卫生组织将生活技能定义为一种心理社会能力,是指一个人有效地处理日常生活中各种需要和挑战的能力,是个体保持良好心理状态,并且在与他人、社会和环境的相互关系中表现出适应和积极的行为能力。

2. 生活技能概括起来包括十种具体的能力,即自我认识能力、情绪管理能力、缓解压力能力、同理能力、有效交流能力、人际关系能力、创造性思维能力、批判性思维能力、解决问题能力和决策能力。

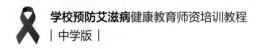
<table>
</table>

| 第一节 | 生活技能概述 |

通过系列参与式活动深入探究生活技能内涵,理解生活技能与预防艾滋病的紧密联系。"生活技能概述"主题共 1.5 小时。首先以"主题讨论——'篮球赛'背后的预防艾滋病思考"引出主题,引导学员剖析日常情境潜藏的艾滋病风险与生活技能的联系,激发对生活技能的学习热忱。接着用"卡片游戏——认识生活技能"让学员熟悉核心生活技能内涵与维度划分。"思维导图分析——应用生活技能开展青少年预防艾滋病教育"则致力于构建预防艾滋病教育的理论实践框架。"生活技能体验游戏——寻找 AB 面"与备选活动"生活技能体验游戏——背对背传画",借互动游戏促使学员体验多种生活技能,提升预防艾滋病的综合素养与实践能力。

一、主题讨论——"篮球赛"背后的预防艾滋病思考

(一)活动目的

引导学员思考日常情境与感染艾滋病风险及生活技能的关联,让学员理解日常生活中的行为选择对预防艾滋病的重要性,激发学员对生活技能学习的重视,为后续深入探讨生活技能在预防艾滋病中的作用奠定基础。

(二)活动时间

15 分钟。

(三)活动方法

情景讨论、互动提问。

(四)活动准备

1. **物料准备** 笔记本电脑和投影仪,扩音设备,黑板或白板。
2. **课件准备** 包含活动说明、情景描述和小结内容的课件。

3. **场地准备** 教室或会议室,可移动桌椅。

(五)活动步骤

1. **情景导入(1分钟)** 培训教师展示情景:"一群大学生赢得了校园篮球赛。他们非常兴奋,决定一起去庆祝。"

2. **互动提问(2分钟)** 培训教师提问:"你们认为这群学生有可能感染艾滋病吗?"学员先后举手选择"有"或"没有",培训教师统计人数。

3. **风险剖析(10分钟)** 接下来,请将自己置身于情景中,假想自己作为篮球队的一员。有这样几个关键问题需要大家思考:

(1)赢得篮球赛后,团队中的每个人都感到非常自豪。这时,有同学提议一起去KTV庆祝。你是否选择同行? (请选择"同行"的学员举手)

(2)来到KTV,同学们点了很多酒水,想要通过玩游戏罚酒的方式让气氛更"嗨"。你是否选择加入? (请选择"加入"的学员举手)

(3)喝过酒之后,人很可能会变得晕乎乎的,自控力和判断力下降。这时候,请大家仔细想想,处在这种状态下,你还有信心可以做出正确的决策吗? 你可以为自己的行为负责吗? 你又是否有感染艾滋病的风险呢? (请学员们展开讨论)

4. **互动提问(2分钟)** 培训教师提问:"经过上述思考后,现在你们认为这群学生有可能感染艾滋病吗?"学员先后举手选择"有"或"没有",培训教师统计人数。

(六)培训教师小结

看似平常的生活场景,却隐藏着与艾滋病感染相关的风险,如果做出不恰当的行为选择,很可能会增加感染艾滋病的风险。要知道,不是KTV或酒吧等场所本身必然存在感染艾滋病风险,而是在人员密集、环境复杂的社交场所中,容易发生一些可能带来风险的行为。比如,在KTV或酒吧里喝酒娱乐,酒精会削弱人们的判断力。如果在冲动之下与他人发生不安全性行为,或者与他人共用可能存在血液接触风险的物品,就会大大增加感染艾滋病的几率。培养生活技能有助于青少年在面对诱惑和复杂情境时,做出有利于自身健康的选择,从而更好地抵御生活中感染艾滋病的潜在风险。

二、卡片游戏——认识生活技能

(一)活动目的

通过卡片游戏,让学员熟悉十种核心生活技能,理解其内涵与三个维度的划分逻辑,加深记忆。

(二)活动时间

20 分钟。

(三)活动方法

卡片互动游戏。

(四)活动准备

1. **物料准备** 根据参训学员及分组情况,每组 2 ~ 3 张大白纸(70cm×100cm)、10 张 A4 大小的彩色卡纸、红 / 黑 / 蓝 3 色油性记号笔各 1 支、双面胶;笔记本电脑和投影仪,扩音设备,黑板或白板。
2. **课件准备** 包含活动说明、小结内容的课件。
3. **场地准备** 教室或会议室,可移动桌椅。
4. **提前分组** 将学员提前分组,每组 6 ~ 8 人。

(五)活动步骤

1. **物料发放(1 分钟)** 培训教师为每组分发大白纸(70cm×100cm)、彩色卡纸和记号笔。
2. **认识生活技能(3 分钟)** 在 10 张彩色卡纸上分别写上"自我认识""同理""有效交流""人际关系""调节情绪""缓解压力""批判性思维""创造性思维""解决问题""决策",在每一张卡纸后面贴上双面胶。在大白纸上分三列写上"如何对待自己""如何与他人相处""如何有效决策"。
3. **卡片归类(5 分钟)** 请每组学员将彩色卡纸根据内容归类张贴在大白纸上相应的位置处。

4. **互动提问（8 分钟）** 培训教师随机邀请 10 名同学用简短的语言解释"自我认识""同理""有效交流""人际关系""调节情绪""缓解压力""批判性思维""创造性思维""解决问题""决策"10 种生活技能的含义,如何归类以及归类的理由。

5. **培训教师小结（3 分钟）**

◇世界卫生组织将生活技能概括为五组、十种能力,这些能力可以划分为三个维度:如何对待自己、如何与他人相处以及如何有效决策。

◇生活技能是一个人心理素质的重要表现,是适应性强、积极向上的行为所具备的能力,这些能力将使个人有效处理、对待生活中的各种需求和挑战。

◇有了这些能力,人们就能更好地认识自己、他人和周围环境,与他人友好交流,建立良好的人际关系,培养健康的生活方式,做出成熟的决定来解决问题,并能以健康、有益的方式来对待自己的人生。

三、思维导图分析——应用生活技能开展青少年预防艾滋病教育

（一）活动目的

探索生活技能在青少年艾滋病预防教育中的有效应用,构建理论与实践相结合的预防教育框架。

（二）活动时间

30 分钟。

（三）活动方法

思维导图分析。

（四）活动准备

1. **物料准备** 根据参训学员及分组情况,每组 1 ~ 2 张大白纸(70cm×100cm)、红／黑／蓝 3 色油性记号笔各 1 支、双面胶;笔记本电脑和投影仪,扩

音设备,黑板或白板。

2. **课件准备** 包含活动说明、小结内容的课件。

3. **场地准备** 教室或会议室,可移动桌椅。

4. **提前分组** 将学员提前分组,每组 6 ~ 8 人。

(五)活动步骤

1. 说明讨论主题和要求(2 分钟)

(1)培训教师在大白纸上或课件投影上写下讨论主题"如何通过生活技能教育提高青少年预防艾滋病的能力?"。

(2)每组用画思维导图的方式进行讨论。要求组员积极参与发表想法和观点,设计和画出导图。1 位组员代表全组汇报。

(3)培训教师为每组分发大白纸和记号笔。

2. 小组讨论环节(15 分钟)
培训教师巡视讨论过程,鼓励组员参与发言。了解学员们的认知和观点,不作现场解答和评判,在小结中"有的放矢"地加以澄清和引导。

3. 分享汇报(10 分钟)
根据培训班规模大小,可选择每组或其中几组汇报,每组汇报时间不应超过 2 分钟。在地上或墙上集中展示小组成果。

4. 教师小结(3 分钟)
针对青少年的学校预防艾滋病教育,长期以来存在一些值得商榷和反思的做法。例如,简单地分析艾滋病的危害,或者以恐吓和说教的方式进行教育,实践证明这些方法难以取得良好的健康干预效果。此外,教育工作者利用权威地位指令式地禁止和否定,如"不许谈恋爱""不准发生婚前性行为""不要吸烟""禁止喝酒"等,这种缺乏引导的做法常常难以产生积极作用,反而令青少年无所适从。

生活技能教育为青少年艾滋病预防提供了一个更为有效的方法。它不仅告诉青少年哪些行为应该避免,更重要的是培养做出正确选择的能力。通过系统性地培养生活技能,可以帮助青少年建立起应对艾滋病风险的全面能力。这种方法不仅能够提高青少年的知识水平,更能够实际增强其行为控制能力和健康决策能力。

💜 **教学提示**

思维导图参考如图 4-1 所示(仅供参考,言之成理即可)。

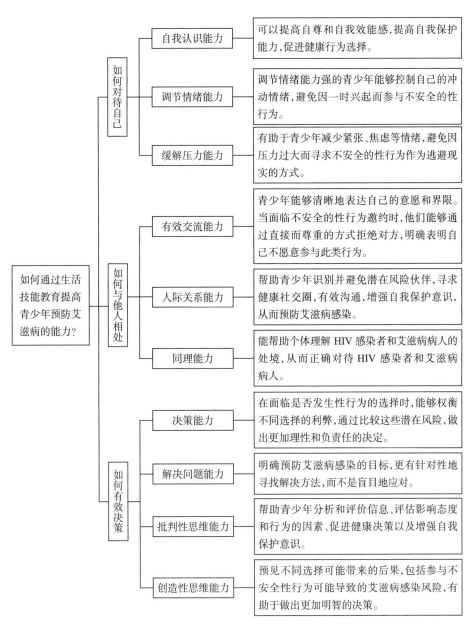

图 4-1 应用生活技能开展青少年预防艾滋病教育的思维导图示例

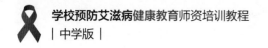
四、生活技能体验游戏——寻找 AB 面

(一)活动目的

通过互动游戏体验生活技能,引导学员清晰辨别并坚决抵制可能导致艾滋病感染的高危行为与不良诱惑,做出符合健康原则的正确决策,提升预防艾滋病的综合素养与实践能力。

(二)活动时间

25 分钟。

(三)活动方法

小组讨论与交流。

(四)活动准备

1. **物料准备** 每人 2 张 A4 大小的白纸、红 / 黑 / 蓝 3 色油性记号笔各 1 支;笔记本电脑和投影仪,扩音设备,黑板或白板。

2. **课件准备** 包含活动说明、小结内容的课件。

3. **场地准备** 教室或会议室,可移动桌椅。

4. **提前分组** 将学员提前分组,每组 6 ~ 8 人。

(五)活动步骤

1. **物料发放(2 分钟)** 培训教师为每组学员分发 A4 白纸和记号笔。

2. **自我画像(5 分钟)** 每位学员要在 5 分钟内画出自己的简笔画像,标明名字并在画像周围画上几个圆圈,在圆圈内写下描述自己的关键词,鼓励使用独特、有趣的词汇,这些词可以涉及性格、爱好、价值观、经历等,并留出 2 ~ 3 个空余的圆圈。

3. **他人评价(5 分钟)** 组长收齐组内学员的自画像,再随机分发给组员们。请大家在图中空余的圆圈处填写对自画像所属学员的印象关键词(注意每一位组员手中不应是自己的自画像)。

4. **组内展示(5分钟)** 组长再次收齐自画像,按名字分发。每位学员用30秒左右向小组组员展示自己的画像,简单解释画像和描述自己关键词的含义;对于他人写下的印象关键词,可以简单分享下感受(比如:之前也有人这样描述过我、之前从来没有人这样描述我)。

5. **小组讨论(5分钟)** 各小组就活动感受、是否发现了新的自我认知、自我认知和他人评价是否一致、是否认同他人评价等问题展开讨论。

6. **培训教师小结(3分钟)** 正如在活动中所体验到的,自我认知与他人评价可能存在差异。这说明,正确认识自己不仅需要客观地审视自己,还要接受来自外界的反馈,如何处理这两者的平衡,就涉及生活技能。当面对外界不良行为诱导时,例如不安全社交聚会邀请或错误性观念传播,若能清晰且自信地认识自我,坚守健康价值观与行为准则,就能有效抵御风险。

在预防艾滋病方面,正确认识自己和接受他人的评价同样重要。了解自己的身体状况、心理状态和行为风险,可以更好地保护自己。同时,在与人交往的过程中,尊重和理解他人的感受,能够减少误会和冲突,建立健康的人际关系。通过这些互动和反馈,可以更好地理解如何在复杂的社交情境中做出健康、安全的决策,从而有效预防艾滋病。

♥ **教学提示** ——————————————————

(1)自我画像属于快速素描,不从艺术角度进行评判,重在表达,鼓励创意,可以是写实的,也可以是抽象的。这是一个表达真实自我的过程,没有对错之分。如果有学员不愿意画自己,也可以画能够代表自己的符号或物品。

(2)时间允许的情况下,小组讨论结束后,培训教师可以邀请几位学员就以下几个问题谈谈感想。

1)你觉得别人对你的印象和你自己想的有出入吗?

2)你觉得哪个印象词是最令你惊讶的,为什么?

3)你最喜欢哪个印象词,为什么?

……

(3)课程结束后,培训教师可以收集各组作品,布置"肖像墙"。

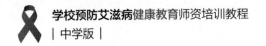
五、生活技能体验游戏——背对背传画（备选）

（一）活动目的

通过互动游戏体验生活技能，引导学员清晰辨别并坚决抵制可能导致艾滋病感染的高危行为与不良诱惑，做出符合健康原则的正确决策，提升预防艾滋病的综合素养与实践能力。

（二）活动时间

25 分钟。

（三）活动方法

小组讨论与交流。

（四）活动准备

1. **物料准备**　每人 2 张 A4 大小的白纸、红 / 黑 / 蓝 3 色油性记号笔各 1 支；笔记本电脑和投影仪，扩音设备，黑板或白板。
2. **课件准备**　包含活动说明、小结内容的课件。
3. **场地准备**　教室或会议室，可移动桌椅。
4. **提前分组**　将学员提前分组，每组 6 ~ 8 人。

（五）活动步骤

1. **物料发放（2 分钟）**　培训教师为每组学员分发 A4 白纸和记号笔。
2. **背对背传画（10 分钟）**　每组围成一个圈，相互背对而坐。培训教师向学员们简单介绍游戏规则。每组的第一位成员在白纸上画一个简单但有特点的图案，注意不要让其他学员看到图案。第一位成员将自己的画放在第二位成员背上，用手指在第二位成员背上"描绘"图案。第二位成员根据感受，在新的白纸上画出猜测的图案，然后用手指在第三位成员背上"描绘"图案。重复此过程，直到组内最后一位成员完成绘画。
3. **组内展示（5 分钟）**　所有成员面向圈内，第一位和最后一位成员展示各自的画作,看是否有很大出入;如差异较大,组内成员按顺序展示画作,讨论图案的变化,分析导致变化发生的可能原因以及"关键人物"。

4. **小组汇报(5分钟)** 每组选择一名代表,分享小组活动过程以及传画过程中遇到的有趣现象或困难。

5. **培训教师小结(3分钟)** 刚刚完成的这个简单而有趣的游戏不仅让我们体验了信息传递的复杂性和挑战性,也深刻揭示了生活技能在实际应用中的重要性。当大家看到最初的图画与最终的图画之间的差异时,不难理解日常生活中沟通障碍的来源。清晰表达和专注倾听是有效交流的基石,当组内每个人都努力理解和尽可能准确地传达他人的信息时,会减小沟通障碍的影响。

通过这个活动,我们理解了同理和人际关系处理等生活技能的重要意义。这些技能不仅能够促进个体之间的理解和合作,还能在面对复杂的健康风险时,帮助我们更好地理解他人的行为和意图。例如,在面对一些暗示或诱导性的社交信息时,若不能正确理解他人意图并准确传达自身态度,就难以果断拒绝可能存在艾滋病传播风险的行为,如不安全的亲密接触或共用可能被污染的物品等。

通过学习生活技能,我们能够在面对复杂情境时,以恰当的方式表达自己的立场,理解他人行为背后的意图并巧妙化解可能存在的风险,从而有效降低艾滋病感染的可能性,以更加自信和明智的姿态守护自身的健康与安全。

💗 **教学提示** ————————————————————

(1)培训教师可以关注每组第一位作画的学员准备的初始图案,不应太复杂或太简单,保证游戏难度适中。

(2)课程结束后,培训教师可以收集各组作品,布置"作品墙"。

知识拓展

1. 生活技能的定义　生活技能(life skills, LS)是指一个人的心理社会能力。世界卫生组织将心理社会能力解释为:一个人有效地处理日常生活中的各种需要和挑战的能力;是个体保持良好的心理状态,并且在与他人、社会和环境的相互关系中,表现出适应和积极的行为能力。

2. 生活技能的核心技能　世界卫生组织于1993年提出了生活技能的核心技能,包括五组、十种能力,即:自我认识能力 - 同理能力;有效交流能力 - 人际关系能力;调节情绪能力 - 缓解压力能力;创造性思维能力 - 批判性思维能力;决策能力 - 解决问题能力。

(1)自我认识能力是指一个人对自己的个性、优点和弱点、愿望和厌恶的认识能力。能对自己的个性和特点做出客观评价,从而在正确认识自我的基础上建立自信心,并与周围人建立和保持良好的人际关系。发展自我认识能力,有助于识别情绪和压力,促进情绪调节和压力缓解。自我认识能力往往也是促进有效交流能力、同理能力、人际关系能力发展的先决条件。

(2)同理能力是指能从他人角度考虑问题,设身处地为他人着想的能力。同理能力有助于我们理解和接纳与我们不同的人,从而做到理解和尊重他人,友善待人,促进良好的人际关系。

(3)有效交流能力是指能恰当运用口头或身体语言(手势、姿势、表情、动作等),准确表达自己的感受和观点的能力。交流是双向的,有效交流还包括认真倾听他人,不随意打断他人,表现出对他人意见和感受的尊重。发展有效交流能力,不仅有助于表达自己,在需要的时候主动寻求建议和帮助,还能以友善与尊重的方式与他人互动,增进彼此的了解、信任与合作。

(4)人际关系能力是指能以真诚友善的方式与他人交往,建立并维持友好的人际关系的能力。发展人际关系能力,对于保持良好的心理状态、促进社会适应、增强社会支持非常重要。此外,人际关系能力还包括能够积极应对人际关系中的消极影响,例如,化解人际冲突、抵制消极的同伴压力、拒绝违背自身意愿的请求、应对他人的冒犯等。

(5)调节情绪能力是指能识别自己和他人的情绪,认识到情绪如何影响行为,能够运用适当的方法表达和调节情绪,减少情绪对自己的消极影响的能力。发展调节情绪能力,有助于个体积极面对情绪,减少情绪带来的冲动行为。

(6)缓解压力能力是指能认识生活中压力的来源及其影响,采取适当的行动来应对压力,从而减少压力的发生、缓解压力或减轻压力的消极影响的能力。发展缓解压力能力,有助于个体积极应对压力,避免采用不当的方式来缓解压力,如吸烟、饮酒、吸毒等。

(7)创造性思维能力是指思考问题时能抛开经验束缚,积极探索其他可能的途径和方式,找到更多、更好的解决问题的方法的能力。发展创造性思维能力,可使人们在面对各种需要做出的决定和待解决的问题时,能够积极地探索和应对各种可能的选择及其可能出现的不同后果,有助于做出负责任的决定,促进问题解决,从而灵活地应对生活中的各项挑战。

(8)批判性思维能力是指能理性、审慎地分析信息和以往经验的能力。发展批判性思维能力,有助于个体全面、深入地考虑问题,评估信息的准确性和可靠性,从而获取可靠的信息,减少错误信息的误导,促进做出明智的决定;还能促进对影响自身健康的因素的认识,如价值观、同伴压力和社交媒体等,并积极应对,从而有利于健康行为的建立。

(9)决策能力是指能通过权衡不同选择并考虑其不同后果以做出负责任的决定的能力。面对健康方面的问题需要做出抉择时,收集相关信息,评估不同的选择可能会产生的结果或影响,综合做出明智的、对自己负责的决定,使这种决定的结果有利于健康。

(10)解决问题能力是指能正确认识自己面临的主要问题,建设性地寻找解决该问题的方法并评价其利弊,从中选择最适合的解决方式并付诸实践的能力。解决问题能力有助于采取行动来应对生活中面临的各种问题和挑战,减轻未解决的重大问题引起的心理压力。

3. 生活技能的三个维度　生活技能的十种能力与青少年的日常学习和生活息息相关,这些能力可以划分为三个维度(图 4-2):如何对待自己、如何与他人相处以及如何有效决策。

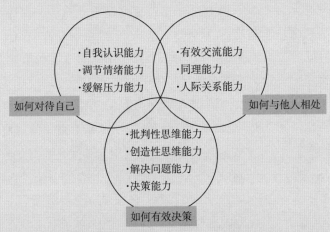

图 4-2　生活技能 10 种核心能力的关系

第一个维度是如何对待自己,包括自我认识能力、调节情绪能力和缓解压力能力。通过培养这三种技能,可以帮助青少年建立良好的自我意识,愉悦地接纳自己,保持积极稳定的情绪,并采取有效方法缓解压力,从而更好地与自己相处。

第二个维度是如何与他人相处,包括有效交流能力、同理能力和人际关系能力。通过培养这三种技能,可以提升青少年的表达、倾听和共情能力,帮助他们构建和谐的人际关系,从而更好地与他人相处。

第三个维度是如何有效决策,包括批判性思维能力、创造性思维能

力、解决问题能力和决策能力。通过培养这四种技能，青少年可以学会
更加理性地发现问题、思考问题、分析问题和解决问题，更好地应对日常
生活和学习中的各种需求和挑战。

可以看出，生活技能教育的 10 种核心能力并不是彼此孤立的，而是
互相促进、互相补充的。

第二节　生活技能内涵及案例 ——如何对待自己

"生活技能内涵及案例——如何对待自己"主题共 1 小时。先以"案例分
析——小莉的焦虑漩涡"开启话题，借由小莉在社交媒体影响下产生身材焦虑
的情景，运用头脑风暴与小组讨论等形式，深入研习自我认识能力、调节情绪
能力及缓解压力能力的内涵与步骤，依据情绪 ABC 理论解析信念在情绪产生
过程中的核心地位，探讨情景变化对信念及情绪的作用。进而进入"小组应对
策略探讨"环节，组织学员群策群力，为小莉缓解焦虑情绪提供多元方法。此
章节借助对小莉案例的全方位剖析，让学员深刻领会这三项生活技能对青少
年构建积极自我认知、妥善管控情绪、有效应对压力的重要意义。

案例分析——小莉的焦虑漩涡

（一）活动目的

学习自我认识能力、调节情绪能力、缓解压力能力的内涵及其具体步骤，
以健康的心态看待自我、提升自尊及自我效能感。

(二)活动时间

60 分钟。

(三)活动方法

情景分析、头脑风暴、小组讨论。

(四)活动准备

1. **物料准备** 每组 1 ~ 2 张大白纸(70cm×100cm)和红/黑/蓝 3 色油性记号笔各 1 支,电脑、投影设备、扩音器、黑板或白板。
2. **课件准备** 包含活动说明、情景描述和小结内容的课件。
3. **场地准备** 教室或会议室,可移动桌椅。
4. **提前分组** 将学员提前分组,每组 6 ~ 8 人。

(五)活动步骤

1. **情景导入(5 分钟)** 活动前,培训教师参考下文准备好情景,培训时可以选择用角色扮演、教学课件、打印文稿或者旁白等形式展示情景。

小莉是一名中学生,像许多同龄人一样,她喜欢在闲暇时间浏览社交媒体。她关注了众多时尚网红博主,每天都会刷新她们的动态。这些博主常常展示自己"优秀"的身材和精致的穿搭,吸引了无数粉丝的羡慕和关注。

起初,小莉觉得这些博主的生活充满魅力,看着她们的照片让她感到愉悦和放松。然而,随着时间的推移,她开始不自觉地将自己与这些网红进行比较。每当看到那些完美的身材时,小莉就会联想到自己的体型,顿时变得焦虑不安。她觉得与那些博主相比,自己实在"太胖了",不够好看,甚至开始怀疑自己的价值。(实际上,小莉拥有非常健康的身材。)

这种负面情绪渐渐影响了小莉的日常生活。本来是想通过刷手机放松心情,却反而让自己陷入了自我怀疑和不安的漩涡,她感到十分困惑和苦恼。

2. **核心信息讲解(10 分钟)** 介绍情绪 ABC 理论,帮助学员理解情绪产生的心理机制和影响因素。

(1)情绪 ABC 理论模型:由心理学家阿尔伯特·艾利斯(Albert Ellis)构建,

解释了情绪的发展过程:A 是指外界的诱发性事件(activating event),即外界发生的客观事件;B 是指信念(belief),即个人对外界发生事件的解读、评价;C 是指结果(consequence),即个体产生的情绪或心理反应。

(2)情绪 ABC 理论模型的核心内容:通常的观点认为情绪过程是 A 引起了 C,而艾利斯认为我们产生的不良情绪 C 并不完全是由 A 引起的,A 只是一个间接诱因,我们的信念 B——对外界事件的解读才是直接原因。见图 4-3。

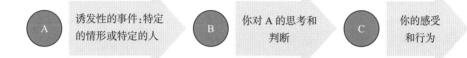

图 4-3 情绪 ABC 理论模型

3. 头脑风暴(10 分钟) 请根据情绪 ABC 理论分析引起小莉焦虑情绪(C)的客观事件(A)和她对此客观事件的态度(B)。示例见图 4-4。

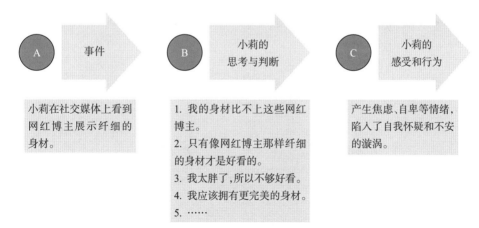

图 4-4 根据情绪 ABC 理论分析小莉的焦虑情绪(示例)

💗 **教学提示** ──────────────────────

（1）培训教师应引导学员对引发小莉焦虑的根本原因即小莉对特定事件的看法展开深度分析，并将可能的看法以板书形式记录。

（2）培训教师应简短归纳学员分享的观点，不作评判，每一个观点都有价值。

──────────────────────

4. 情景扩展（5分钟） 培训教师参考下文准备好情景，可以选择用角色扮演、教学课件、打印文稿或者旁白等形式展示情景。

偶然的一次机会，小莉去到了一个品牌活动，看到了很多她关注的网红博主们，她发现有些在网络上给人"完美身材"印象的博主，实际上身材与大多数人无异。有些博主，在网络上展示的身材十分完美，而在现实生活中显得过分瘦削了。这让小莉不禁思考，网络上的形象是全部真实的吗？只有苗条、瘦才是美的标准吗？

5. 互动提问（10分钟） 根据情绪ABC理论，对同一事件的不同思考与判断，会产生不同的感受与行为。学员们可以从多个角度切入，分析小莉在这次事件后，再次浏览社交媒体上博主的照片时会有哪些思考与判断，又会相应地产生何种情绪与行为。下面有两个简单的例子，见图4-5。

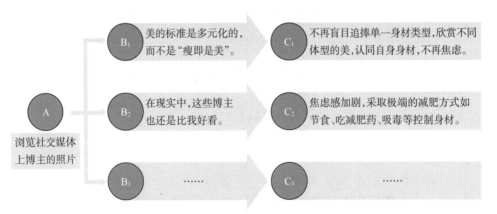

图4-5 **根据情绪ABC理论分析小莉的信念和行为改变（示例）**

💜 **教学提示** ————————————————————————

这次事件可能给小莉带来正向的信念改变,也可能带来负向的信念改变。培训教师应鼓励学员们展开多角度的思考,充分体会信念对情绪产生的关键作用。

———————————————————————————————————

6. 培训教师小结(5分钟) 通过上面的活动,我们深入探讨了情绪 ABC 理论,特别是 B(信念)在整个过程中的关键作用。这次活动让我们认识到,单纯关注情绪是不够的,更重要的是要理解情绪背后的原因,找到问题的关键所在。

以小莉的案例为例,她的焦虑并非凭空而来,而是源于她对自己身材的认知被网络流行的审美标准所扭曲。原本健康的体型在她眼中变成了"太胖",这表面上是情绪问题,实则是认知偏差的结果。

我们观察到,当小莉对美的定义、网络形象的真实性等方面的信念发生改变时,她对相似事件的反应也随之改变。这充分说明了信念的转变能够直接影响我们对事件的解读,进而改变我们的情绪反应和行为选择。如果我们能够培养理性、客观的思维方式,保持开放和包容的态度,就能有效减少不必要的焦虑、压力等负面情绪。

7. 小组讨论(10分钟) 虽然小莉已经认识到她没必要对自己的身材过度焦虑,但短时间内她还没有办法完全走出焦虑情绪,你能帮她想想办法吗?

分小组讨论小莉应该如何处理焦虑情绪,并在大白纸上列出所有可能的办法。示例如下。

(1)改变社交媒体习惯:取关或减少关注会触发体型焦虑的账号,多关注倡导审美多样性和自我接纳的账号。

(2)关注健康而非体重:制定以健康为导向的目标,如增加日常体育活动;学习平衡营养知识,注重整体健康而非单纯的体重数字。

(3)调整衣橱:清理不合身或让自己感到不舒服的衣服,选购适合当前身材、让自己感觉良好的衣服。

(4)挑战负面自我对话:记录关于身体的负面想法,并尝试用中性或积极的说法替代;在出现体型焦虑时有意识地停止自我批评。

(5)培养身体力量:尝试力量训练,关注身体能做什么,而不是看起来如何。

(6)正念饮食:学习倾听身体的饥饱信号,享受食物的味道和质地,而不是将食物与罪恶感联系起来。

……

8. 培训教师小结(5分钟) 感谢大家为小莉提供了丰富的建议。相信小莉在大家的帮助下一定会尽快好起来。

本节以"小莉的苦恼"为切入点,深入探讨了青少年在面对身体形象和自我认知时常见的情绪困扰。小莉的案例展示了自我认识能力、调节情绪能力和缓解压力能力不足可能导致的问题。通过情景分析、小组讨论和角色扮演,大家逐步识别和分析小莉的情绪根源,最终找到了导致小莉不开心的关键症结,并通过不同角度的思考和沟通方式将所学知识付诸实践。

自我认识、调节情绪和缓解压力这三项生活技能对青少年的健康成长起着关键作用。良好的自我认识能力能够帮助青少年形成积极的自我概念,增强自信心,并能客观评估自己的优缺点。调节情绪能力使他们能够更好地理解和管理自己的情绪,提高人际交往能力,并增强面对挫折的心理韧性。而缓解压力能力则使青少年能够有效应对来自学业、社交和家庭的各种压力,预防心理健康问题,并培养积极的问题解决态度。这三项技能相互促进,共同为青少年的心理健康、学业发展和未来生活奠定坚实的基础。

知识拓展

1. 自我认识能力 自我认识能力是指一个人认识自己的个性、优点和弱点、愿望和厌恶的能力。能对自己的个性和特点做出客观评价,从而在正确认识自我的基础上建立自信心,并与周围人保持和建立良好的人际关系。发展自我认识能力,有助于识别情绪和压力,促进情绪调节和压力缓解。自我认识能力往往也是促进有效交流能力、同理能力、人际关系能力发展的先决条件。

进入青春期,随着自我意识的不断增强,青少年会越来越关注自我,并在意他人与外界的评价,因此认识自己是重要的一课。

认识自己是一生的课题,十分复杂。这里先从认识自己的感受和需求开始,这也是调节情绪、缓解压力、与他人友好相处、有效决策等的基础。

(1)识别情绪和感受:认识自己可以从觉察自身的情绪、感受和反应开始。为什么会产生这样的情绪?情绪下为什么会有这样的行为?在觉察过程中可以加深对自己的认识。情绪看似是由事件引起的,然而,真正在背后起到关键推动作用的,是我们看待事物的习惯与想法。可以运用情绪 ABC 理论来识别情绪、感受、想法和行为,示例见表 4-2。

表 4-2　运用情绪 ABC 理论识别情绪的步骤及示例

情绪 ABC 理论	描述	示例
activating event 诱发性事件	诱发情绪的事件	在社交媒体上看到博主纤细的身材
belief 信念	我对这个事件产生了哪些想法?	博主好瘦啊,相比之下,我怎么那么胖!
consequence 结果	这个想法带来了哪些情绪和行为结果?	情绪:焦虑、自责、难过 行为:没有心情吃饭

(2)觉察内心需求:很多时候,我们能很快识别自己的情绪和想法,但很难觉察背后真正的需求。当发现我们内心真正想要什么时,就可以有针对性地做出行动来满足自己的需要。可以采用循环提问的方式来与自己对话。

1)为什么看到博主纤细的身材时,我会很难受?

→是因为我觉得自己很胖。

2)为什么意识到自己胖时,我会很难受?

→是因为我觉得瘦一点更好看,我会更自信。

3）因此,我的需求是变得更自信。

4）那么,为了变得更自信,有哪些健康的方法?

→多运动来减重,问问身边人自己的闪光点等。

（3）理性看待对自己的认知:自我认知会受到他人、社会文化等多种因素的影响,有时候,有些对自己的不合理认知可能会带给我们困扰,如不良情绪、冲动行为等。可以尝试用以下方法来看待自我认知,步骤及示例见表 4-3。

表 4-3　理性看待自我认知的步骤及示例

理性看待自我认知的步骤	示例
想法符合事实吗?	博主那么瘦,是真的吗?
假如想法真的发生了,事情会如想象中那么糟糕吗?	如果我变得更胖,就不会有人喜欢我了。
这样想有用吗?	我这样想,只会更自责、更焦虑。
接下来我可以怎么做?	我可以采用科学的方法减重。

2. 调节情绪能力　调节情绪能力是指能识别自己和他人的情绪,认识到情绪如何影响行为,能够运用适当的方法表达和调节情绪,减少情绪对自己的消极影响的能力。发展调节情绪能力,有助于个体积极面对情绪,减少情绪带来的冲动行为。

（1）正视和接纳消极情绪:这是与情绪相处的前提。无论是积极情绪还是消极情绪,情绪的产生是为了帮助我们更好地生活,即使是带给我们不愉快体验的消极情绪。消极情绪是一种信号,提示我们哪些东西是我们不想要的,促进行动。例如,恐惧提醒我们,危险就在附近,要提高警惕;焦虑提醒我们,未来存在不确定性,要及早做好准备……因此,我们可以因为做不到而失望、难过,可以因为未知而害怕。如果抗拒情绪,把情绪当作要消灭的敌人,只会让自己继续陷入情绪漩涡中。

(2)识别情绪:观察并记录生活中自己产生情绪时的情境和事件、情绪、表现和反应、采取的行为,今后就能根据自己的表现来识别情绪,可以运用情绪ABC理论来描述情绪。

(3)表达情绪,让情绪得以释放。

1)自己表达:通过写日记、运动等方式,原则是不伤害自己、不伤害他人。

2)向他人倾诉:先识别自己的情绪,接着选择适当的时机和方式来表达,表达时可以以"我"为主语,说清楚事实和感受,这样有助于坦诚地向他人表达情绪。例如:①客观描述事件和原因——当我看到博主的好身材时;②描述情绪和感受——我感到很焦虑、很难过,是因为我想到自己很胖;③可以进一步提出请求——我想和你倾诉;我希望获得帮助。

(4)调节情绪,应对情绪困扰。调节情绪的方法及示例见表4-4。

表4-4　调节情绪的方法及示例

方法	描述	示例
停一停	和情绪保持距离,不让情绪牵着鼻子走	深呼吸、到户外走走……
合理宣泄	可以做哪些事情来让自己感觉好一些?	运动、写日记、与他人倾诉、做自己喜欢的事……
理性分析	情绪背后的原因是什么?	我之所以看到博主的身材会产生焦虑情绪,是因为我想让自己的身材更纤细些。
解决问题	有哪些健康的方式有助于满足我的需求?	1. 刷社交媒体只会增加我的焦虑,我要少看点。 2. 调整饮食和多运动。 ……
寻求帮助	尝试了很多方法都不管用,我可以找谁求助?	家人、朋友、老师等值得信任的人;心理老师等专业人员。

3. 缓解压力能力　缓解压力能力是指能认识生活中压力的来源及其影响,采取适当的行动来应对压力,从而减少压力的发生、缓解压力或减轻压力的消极影响的能力。发展缓解压力能力,有助于个体积极应对压力,避免采用不当的方式来缓解压力,如吸烟、饮酒、吸毒等。

生活中的压力无处不在,压力的来源不仅仅是重大的危险或威胁,对于青少年,压力可以来源于新生入学、转学、学业压力、考试、比赛、青春期的身体变化、同伴压力、与他人争吵、未来的不确定性……学会与压力共处,是成长的必修课。

适当的压力是生活的动力,有助于我们应对生活中的挑战和威胁。压力过小会使我们缺少动力,而压力过大、持续时间过长则会影响身心健康。因此,我们可以借助压力,将压力转化为动力,更好地采取行动,提高行动的效率,积极面对生活中的挑战。缓解压力的方法及示例见表 4-5。

表 4-5　缓解压力的方法及示例

方法	描述	示例
识别压力	什么情况下我会感觉到压力? 压力源是什么?	感到压力:焦虑、烦躁 压力源:看到博主的照片
调整认知	我产生了哪些想法? 这些想法是事实吗? 有用吗?	想法:我怎么那么胖 评估:这样想只会贬低自己,对我的改变没用
直面压力解决问题	压力背后的原因是什么? 我可以怎么应对?	原因:我想让自己的身材更纤细些 应对:我可以调整饮食和多运动
舒缓压力	我可以做哪些事情来让自己感觉好一些?	深呼吸、运动、户外活动、写日记、向他人倾诉、唱歌……
寻求帮助	尝试了很多方法都不管用,我可以找谁求助?	家人、朋友、老师等值得信任的人;心理老师等专业人员

第三节 生活技能内涵及案例
——如何与他人相处

"生活技能内涵及案例——如何与他人相处"主题共 1 小时。首先以"情景模拟讨论——小刚的情绪枷锁"展开话题,借由小刚在班级里遭遇的多种人际交往困境情景,采用创建角色档案、情景分析等方式,深度探究同理能力、有效交流能力及人际关系能力的本质与应用技巧,通过剖析不同角色视角差异及沟通障碍因素,明晰个体性格、沟通方式等在人际交往中的关键作用。接着通过"剧本创作与角色扮演实践"环节,引导学员运用所学生活技能设计解决方案并进行演绎,亲身体验改善人际关系的实际操作。

情景模拟讨论——小刚的情绪枷锁

(一)活动目的

通过分析人际交往场景,学习同理能力、有效交流能力及人际关系能力的定义及技巧,运用技巧解决实际生活中的人际关系问题。

(二)活动时间

60 分钟。

(三)活动方法

情景分析、头脑风暴、模拟演练。

(四)活动准备

1. **物料准备** 每组 2 ~ 3 张大白纸(70cm × 100cm)和红 / 黑 / 蓝 3 色油性记号笔各 1 支,电脑、投影设备、扩音器、黑板或白板。
2. **课件准备** 包含活动说明、情景描述和小结内容的课件。
3. **场地准备** 教室或会议室,可移动桌椅。

4. 提前分组　将学员提前分组,每组 6 ~ 8 人。

(五)活动步骤

1. 情景导入(10 分钟)　活动前,培训教师参考下文准备好情景,可以选择用角色扮演、教学课件、情景卡片或者旁白等形式展示情景。

♥ **教学提示** —————————————————————————

本节涉及多种情景。如果选用角色扮演的形式展示导课情景,培训教师应该在课前选择学员志愿者,在课堂上请学员志愿者进行简短的角色扮演,引发学员们的课堂讨论。

————————————————————————————————————

小刚是班级里一个比较内向的学生。最近,他总觉得自己被班级里的同学们孤立了,心中充满了气愤和不解。在他看来,同学们似乎都在刻意避开他,不愿意与他交流。实际情况真的是这样吗? 让我们一起一探究竟吧。

【情景 1】

背景:小刚注意到几个同学经常聚在一起小声交谈,时不时看向他的方向。

小刚视角:小刚认为他们在议论自己,感到不安和被孤立。

他人视角:同学们在讨论即将到来的班级活动,希望能够邀请小刚参加。

【情景 2】

背景:小刚在班级里的好朋友最近转学了,他觉得自己在班级里特别孤独。

小刚视角:小刚想融入班级交一些新朋友,但不知如何开始。他坐在教室角落,看着其他同学有说有笑,不敢主动加入。

他人视角:一些同学注意到了小刚,但不确定该如何接近这个看起来不愿意社交的同学。

【情景 3】

背景:小刚的同桌是个外向活泼的学生,经常会翻看小刚的书本或借用小刚的文具用品。

小刚视角:小刚对此感到不舒服,但不知如何表达。他开始刻意避开同桌,甚至考虑换座位。

他人视角:小刚的同桌感到十分困惑,不明白小刚为什么突然对他冷淡。

【情景4】

背景:老师安排了一个小组项目,小刚被分到一个四人小组。在分配任务时,组员们给小刚分配了收集资料的工作。

小刚视角:小刚其实更擅长制作PPT,有很多创意想法,但不知道如何向组员们表达自己的想法和长处。

他人视角:其他组员认为小刚对项目不热衷,不积极参与讨论和任务分配,误以为他不愿意参与团队合作。

【情景5】

背景:班级要组织一次郊游,同学们在讨论活动安排。

小刚视角:大家没有来询问他的意见,小刚感觉自己被排斥、孤立了。

他人视角:大家认为小刚不喜欢群体活动,所以在制订计划时没有考虑他的意见。

💗 **教学提示**

(1)以上情景仅供参考,培训教师可以考虑从青少年常见人际交往矛盾入手设计或增加更多可选择的情景。

(2)在设计情景时,请培训教师着重突出青少年常见的人际冲突。培训教师可以参考提供的5个情景,创造类似的情景,展现青少年学生之间的沟通障碍和视角差异。这些情景应体现出同理心、有效沟通和人际关系技能的缺失。这样的设计旨在引导学员认识到这些核心生活技能的重要性,并鼓励他们思考如何在日常生活中改善人际互动。设计时可考虑学校生活中的各种场合,如课堂讨论、小组活动、课间交往等,以确保情景的多样性和真实性。

2. 创建角色档案(10分钟) 请各小组随机抽取一个情景,分析该情景下角色人物的特点,个性化设计角色形象,使人物形象更加饱满、立体。

需要注意的是,在各情景中,对"班级同学"的描述是很模糊的,这里鼓励各小组发挥创造性思维,根据组内成员的意愿设计角色、分工。可以参考如下分工:2 ～ 4 个关键角色(包括小刚)、1 位编剧、1 位导演、1 位旁白。

以情景一作为示例分析,具体步骤可参考以下内容。

情景一

角色档案(示例)

第一步:分析背景、视角差异,确定关键角色及其特征。

背景:小刚注意到几个同学经常聚在一起小声交谈,时不时看向他的方向。

小刚视角:小刚认为他们在议论自己,感到不安和被孤立。

他人视角:同学们在讨论即将到来的班级活动,希望能够邀请小刚参加。

确定 3 位关键角色:小刚及小刚的同学(小美与小明)。

根据情景提供的信息,小刚是一位比较内向、敏感的同学。小刚的同学(小美与小明)比较热情。

第二步:角色设计。

学员发挥创造性思维,为角色补充更多性格特征(可以根据情景信息填充,也可根据现实经验自行设计),使角色更加立体饱满,为创作剧本奠定基础。

角色	小刚	小美	小明
性格特点	内向、敏感、善良、有创意	热情、外向、乐于助人、有时欠考虑	理性、沉稳、善于观察、有组织能力
社交关系	朋友很少,与老师关系较好	人缘很好,是班级活动的常见组织者	善于调解矛盾,与大多数人关系都不错
偏好的沟通方式	不善言辞,常常通过写字或画画表达	喜欢面对面交流,说话直接	善于倾听,表达清晰、有条理
……	……	……	……

♥ **教学提示** ─────────────────

(1)创建角色档案时应重点关注角色的性格特点、社交关系、偏好的沟通方式;也可为增强趣味性、加强互动体验等设置年龄、外貌特征、兴趣爱好等非关键因素。丰富的背景信息可以让角色形象更饱满立体。

(2)培训教师可以引导学员多多思考青少年学生常见的社交类型或总结自身性格特征,据此设计角色。注意不应随意做出评判,没有绝对的"好"或"坏"的性格,每个人都是独一无二的。

表 4-6 展示了一些青少年学生常见的社交关系类型和描述,供参考。

表 4-6　青少年学生常见的社交关系类型和描述

社交蝴蝶型	在班级里人缘极好,认识很多人
小圈子型	有固定的几个好朋友,关系很亲密
独行侠型	喜欢独处,很少主动社交
学习伙伴型	主要通过学习活动建立社交关系
运动达人型	通过体育活动结识朋友
网络社交型	线上社交活跃,线下可能较为内向
领导者型	常常组织活动,在班级中有威信
和事佬型	善于调解矛盾,与大多数人关系都不错
师生关系型	与老师关系较好,经常与老师交流
跨年级社交型	更愿意与其他年级的学生交往
……	……

(3)"创建角色档案"活动旨在培养学员观察和理解不同性格特点、社交方式的能力。通过创建角色档案,引导学员认识到每个人的性格特点和社交方式都有其合理性。培训教师应鼓励学员接纳并尊重人与人之间的差异并理解这种多样性对和谐人际关系的重要性。

3. 情景分析(15 分钟)　小组讨论并记录选定情景中小刚和其他同学(根据创建的角色档案)可能的想法和感受。找出导致沟通障碍的关键原因。

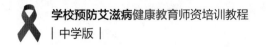

情景二

情景分析(示例)

背景:小刚注意到几个同学经常聚在一起小声交谈,时不时看向他的方向。

小刚视角:小刚认为他们在议论自己,感到不安和被孤立。

他人视角:同学们在讨论即将到来的班级活动,希望能够邀请小刚参加。

分析每个角色的视角

小刚	想法	(1)他们一定在说我的坏话。 (2)我是不是做错了什么? (3)为什么他们不直接和我说?
	感受	焦虑、不安、被孤立、自我怀疑
小美	想法	(1)小刚是一个很有趣的人,我们应该邀请他参加活动。 (2)我该怎么邀请他呢? 他看起来有点害羞。
	感受	兴奋、期待、略微困惑(关于如何邀请小刚)
小明	想法	(1)小刚似乎注意到我们在看他,他看起来有点不自在。他会想参加我们的活动吗? (2)我们是不是应该直接去邀请他呢?
	感受	关心、犹豫(是否应该采取行动)

对比不同视角

小刚的解读与实际情况存在很大差异。他误解了同学们的善意。而小美和小明虽然出于好意,但他们的行为(小声讨论,时不时看向小刚)无意中加深了小刚的误解。

找出导致沟通障碍的可能因素

(1)性格差异:小刚的内向和敏感使他倾向于避免直接沟通,更喜欢通过间接方式表达。小美的外向和直接可能让小刚感到不适,导致小刚更加退缩。小明的观察力很强,他虽然注意到了问题,但缺乏主动解决的行动力。

(2)过度假设:小刚假设他人对他持负面看法,这影响了他对同学行为的解读。同学们则假设小刚不愿意参与,而没有直接邀请他。

(3)非言语信号的误读:小刚可能过度解读了同学们的眼神和小声交谈。

同学们也没有意识到他们的行为给小刚造成了不安。

(4)群体动力:小美和小明在讨论时形成了一个小群体,无意中可能让小刚感到被排斥。群体讨论的方式可能让小刚感到难以加入。

(5)缺乏同理心:同学们可能没有充分考虑到小刚的感受和视角。小刚也可能没有设身处地地想象同学们的善意。

(6)角色期望不同:同学们可能期望小刚能主动融入,而小刚可能期望被邀请。

(7)沟通方式不匹配:小刚可能出于保护自己不受伤害的本能,选择了退缩而非主动询问。同学们可能害怕冒犯小刚,因此选择了间接方式讨论。

(8)缺乏沟通技巧:小刚和同学们缺乏有效表达自己想法和感受的技巧。

……

♥ **教学提示**

(1)在进行情景分析时,培训教师应引导学员客观地审视每个角色的视角,鼓励学员设身处地为每个角色着想,理解他们的行为动机,强调从不同视角看待事情的重要性。

(2)培训教师应引导学员深入探讨导致沟通障碍的潜在原因,如性格差异、过度假设、缺乏沟通技巧等。这种分析应该是中立的,旨在理解而非批评。

(3)培训教师可以提醒学员,分析情景是为后续解决方案的讨论做铺垫。通过全面了解每个角色的想法和感受,可以更好地理解问题的复杂性,从而找到更有效的解决办法。

---

4. 创作剧本及角色扮演(20 分钟) 小组讨论可能的沟通策略和解决方案。设计新的对话和行动来改善小刚与同学们的关系。基于讨论的结果,各组"编剧"组织小组成员为选定的情景创作剧本。注意,给定情景已经发生,剧本的重点是如何解决小刚与同学之间的沟通障碍,应体现有效的沟通交流技巧和同理心,要求在 4 ~ 6 个镜头内完成沟通障碍的解决过程,确保每个镜头都有明确的目的和进展。

小组内表演创作好的剧本,由各组"导演"负责控场、组织。

情景三

剧本(示例)

背景:小刚注意到几个同学经常聚在一起小声交谈,时不时看向他的方向。

小刚视角:小刚认为他们在议论自己,感到不安和被孤立。

他人视角:同学们在讨论即将到来的班级活动,希望能够邀请小刚参加。

镜头 1:小明的察觉

小明:(注意到小刚的不适,对小美低声说)小美,我觉得小刚好像误会了什么。他看起来很不安。

小美:(恍然大悟)哦,你说得对。我们应该直接和他谈谈。

镜头 2:主动沟通

小明:(走向小刚)嗨,小刚,我们刚才在讨论班级活动的事。你有兴趣加入吗?

小刚:(惊讶地)真的吗? 我以为你们在议论我,我还在想我是不是做错了什么……

小美:哦不,我们只是在想怎么邀请你。抱歉让你感到不舒服了。

镜头 3:坦诚交流

小刚:(松了口气)我确实误会了。我总是觉得自己不受欢迎。

小明:不是这样的,我们都觉得你是个特别有趣的人。也许我们可以更多地交流,这样就不会有误会了。

小美:对啊! 小刚,关于班级活动,你有什么想法吗?

镜头 4:共同参与

小刚:(有些犹豫,但开始放松)嗯……也许我们可以办个绘画展?

小美:(兴奋地)这主意太棒了! 我们可以把每个人的作品都展示出来。

小明:小刚,你画画很棒,可以帮我们设计海报吗?

镜头 5:关系改善

(几天后,小刚和同学们一起准备绘画展。)

小刚:(微笑着)谢谢你们邀请我。我真的很开心能参与其中。

小美:我们也很高兴你的加入!你的想法给活动增添了不少色彩。

小明:是啊,希望以后我们能更多地交流。误会少了,友谊才能更深厚。

♡ 教学提示

(1)培训教师应引导学生回顾情景分析中讨论的沟通障碍原因,如误解、缺乏直接沟通等,提醒他们在剧本创作中有针对性地解决这些问题。

(2)培训教师要鼓励、引导学生运用有效沟通技巧完成剧本。

(3)剧本创作应该符合角色特征和实际情况,保持情节的合理性和连贯性。可以在剧本中加入一些具体的活动或项目(如示例中的绘画展),作为改善关系的平台。

(4)培训教师应提醒学员在角色扮演时注意语气、表情和肢体语言,真实地表现出角色的情感变化。

(5)时间允许的情况下,培训教师可以选择 1～2 组上台展示。

5. 教师小结(5分钟) 在今天的课程中,我们通过一系列活动深入探讨了同理能力、有效交流能力和人际关系能力这三项重要的生活技能。

首先,我们通过情景导入活动,了解了小刚面临的人际交往困境。在创建角色档案和情景分析的活动中,我们学会了换位思考,尝试从不同角度理解小刚和同学们间的沟通障碍。这正是同理心的核心——站在他人的角度去感受和思考。同理心能帮助我们更好地理解他人,减少误解,建立更深厚的人际关系。

在创作剧本和角色扮演的环节中,我们实践了多种有效交流的技巧,如积极倾听、非暴力沟通等。这些技巧不仅可以帮助我们更好地表达自己,也能让我们更好地理解他人。在日常生活中,我们可以通过持续练习这些技巧来改善我们的沟通能力。

这些活动都指向了一个共同的目标:建立和维护良好的人际关系。对于青少年学生来说,良好的人际关系可以提供情感支持,增强自信,提高学习和工作效率。建立良好的人际关系是一个持续的过程,需要在日常生活中不断学习和实践。

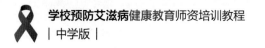

知识拓展

1. 同理能力　同理能力是指能从他人角度考虑问题,设身处地为别人着想的能力。同理能力有助于我们理解和接纳与我们不同的人,从而做到理解和尊重他人,友善待人,促进良好的人际关系。

在我们尝试理解他人时,先要了解自己的情绪、感受和反应。例如,当不喜欢别人如此对待自己时,自己是否也能将心比心,不这样对待别人?

与人相处时,注意自己的行为是否会给对方带来困扰,不将自己的快乐或方便建立在他人的痛苦上,这是尊重的具体表现。

2. 有效交流能力　有效交流能力是指能恰当运用口头或身体语言(手势、姿势、表情、动作等),准确表达自己的感受和观点的能力。交流是双向的,有效交流还包括认真倾听他人,不随意打断他人,表现出对他人意见和感受的尊重。发展有效交流能力,不仅有助于表达自己,在需要的时候主动寻求建议和帮助,还能以友善与尊重的方式与他人互动,增进彼此的了解、信任与合作。

倾听、沟通和有效交流是紧密相连的沟通要素。倾听为我们提供了理解他人的基础,沟通指导我们以尊重和同理的方式表达自己,而有效交流则是这两者的综合运用。通过整合这些技能,我们能够更好地理解他人、清晰表达自己,并在各种情境中建立积极、富有成效的互动,从而实现真正的有效沟通。

3. 人际关系能力　人际关系能力是指能以真诚友善的方式与他人交往,建立并维持友好的人际关系的能力。发展人际关系能力,对于保持良好的心理状态、促进社会适应、增强社会支持非常重要。此外,人际关系能力还包括能够积极应对人际关系中的消极影响,例如,化解人际冲突、抵制消极的同伴压力、拒绝违背自身意愿的请求、应对他人的冒犯等。建立良好的人际关系是一个持续的过程,需要在日常生活中不断学习和实践。

第四节　生活技能内涵及案例
　　——如何有效决策

本节通过案例分析、小组讨论来学习"如何有效决策"维度生活技能的内涵,共 1 小时。首先,在导入中介绍本节主题及与中学生健康的相关性;其次,通过分析中学生常见的"是否见网友"的案例,引导学员根据做决定的步骤,思考不同选择及其结果,认识要做负责任的决定;接着,通过分析案例不同选择及其理由的合理性,学习批判性思维能力及其步骤;最后,通过分析案例,思考不同的解决方案,学习解决问题能力和创造性思维能力。

案例分析——我要去见网友吗?

(一)活动目的

通过是否见网友的情景,认识要做负责任的决定,学习决策能力、解决问题能力、批判性思维能力、创造性思维能力的定义及其具体步骤。

1. **导入**　导入学习主题及案例。

2. **头脑风暴**　通过案例分析,头脑风暴不同选择及其结果,认识要做负责任的决定。

3. **批判性思维能力练习**　通过分析不同选择及其理由的合理性,学习批判性思维能力,并练习其步骤。

4. **决策能力练习**　通过分析案例主人公的选择,学习决策能力,并练习其步骤。

5. **小组讨论**　通过分析案例中不同选择的解决方案,学习解决问题能力,并练习其步骤。

6. **小结**　总结本节核心内容。

(二)活动时间

60 分钟。

（三）活动方法

案例分析、头脑风暴、小组讨论。

（四）活动准备

1. **物料准备**　每组 1～2 张大白纸（70cm×100cm）和红/黑/蓝 3 色油性记号笔各 1 支，情景卡片、电脑、投影设备、扩音器、黑板或白板。
2. **课件准备**　包含活动说明、小结内容的课件。
3. **场地准备**　培训教室，可移动桌椅。
4. **提前分组**　将学员提前分组，每组 6～8 人。

（五）活动步骤

1. **导入（5 分钟）**　培训教师导入：生活中，我们常常会面临很多选择，大到职业选择与规划，小到午饭吃什么。中学生也是如此，比如今天穿什么衣服出门、要不要答应朋友的邀约、要不要跟喜欢的人表白，他们可能会很纠结，如何做决定、如何解决生活中的实际问题？接下来我们通过中学生的常见案例，来学习"如何做决定"这一维度的四种生活技能。

2. **头脑风暴：思考不同选择的理由及其后果（10 分钟）**

（1）介绍情景：小笛在网上的动漫小组认识了一位网友"可心"，她们聊得十分投契。有一天，"可心"约小笛去 A 市看漫展。小笛陷入了纠结：怎么办？我该和她见面吗？

（2）培训教师依次提出以下问题，并将学员回答的原因和结果写在黑板上，事先在黑板的一侧划分"答应见面"和"拒绝见面"两个区域，板书示例见表4-7。

1）如果你是小笛，你会答应和网友"可心"见面吗？为什么？请站在中学生的角度思考所有可能的理由。

2）做出这样的选择，可能会有哪些结果？

❤ **教学提示** ————————————————————

　　对于第 1 问,如果本活动面向培训教师开展,请学员站在中学生的角度思考,列出学生可能做出这种选择的理由,以便学员根据学生的答案进行针对性练习;如果本活动面向学生开展,可以请学生说出自己的选择和理由,也可以请学生说出所有可能的理由。

表 4-7　不同选择的板书示例

选择	答应见面	拒绝见面
理由	1. 2. 3.	1. 2. 3.
可能发生的结果		

　　(3)负责任决定的小结:不同选择各有利弊,背后也暗含风险以及自己不想要的结果。当我们充分了解各种选择及其可能的结果,自主做出选择,并愿意承担这种选择可能带来的后果,不伤害自己,不伤害他人,这就是负责任的决定。

　　3. 批判性思维能力练习:理性看待不同理由(10 分钟)　培训教师逐项念出每一类选择的理由,并带领学员逐项审视每一项理由。

　　(1)先找出一些可能不合理的、存在讨论空间的理由,如"如果我拒绝她,会影响我们之间的友谊",提问学员,这点理由是否为事实,引导学员思考做选择时考虑的理由不一定是合理的。

　　(2)介绍批判性思维能力及批判性思考的四步技能。

　　(3)带领学员运用批判性思考的四步技能来评价这项理由,批判性思考技能的步骤及示例见表 4-8。

　　(4)培训教师小结:做选择的过程中可能会受到一些不合理想法的干扰,因此需要批判性地评价各项理由是否合理。

表 4-8 批判性思考技能的步骤及示例

批判性思考技能的步骤		示例
第 1 步	质疑一下,事实真的是这样吗	如果我拒绝她,真的会影响我们之间的友谊吗
第 2 步	反思一下,与实际情况有出入吗	之前我也拒绝过班上的好朋友,后来我们的关系也一直很好呀
第 3 步	打听一下,获取更多信息,接纳更多看法	课本中给出了一些委婉拒绝他人的方法,只要方式合适,就能尊重自己的感受,同时维护我们的关系
第 4 步	判断一下,做出评价	因此,只要采取合适的拒绝方式,健康的友谊不会因为一次拒绝而有所动摇

💗 **教学提示**

　　培训教师可在学员答案的基础上,适当选取以下中学生可能的理由作为拓展素材,带领学员进一步练习批判性思考技能。表 4-9 呈现了部分示例,仅供参考,学员或学生的现场发挥一定会比参考内容更精彩。

表 4-9 答应见面和拒绝见面的常见理由示例

答应见面的理由	拒绝见面的理由
1. 我们之间的朋友关系已经足够稳定了,我很想见见她	1. 我们只在线上聊过,彼此都不了解,还不适合见面
2. 我知道她很多信息,对她"知根知底",她不会骗我的	2. 如果见面时真的发生了什么危险,那该怎么办
3. 她也是女生,不会有危险的	3. 见了面以后,她会不会和我心目中的印象不一样
4. 如果我拒绝她,会影响我们之间的友谊	4. 见了面以后,我们还能像从前一样无话不谈吗
5. 我们是朋友,我应该信任她	5. 以后我可以再邀请她来我们家玩
6. 我们就在漫展上见面,应该会安全的	6. 我们在网上聊聊就好,没有必要见面
……	……

4. 决策能力练习：如何做决定（10分钟） 结合情景，培训教师带领学员学习做决定的步骤。

（1）导入：现在，当我们列出各项理由并仔细审视以后，如何选择，想必我们内心都有了自己的答案。答应还是拒绝，两种选择没有对错之分，只要能够充分了解见面可能带来的后果和应负的责任。当你选择了去见面，就要做好承担风险的准备。

（2）回顾前面的活动过程，小结决策能力的定义及做决定的步骤：前面我们根据见网友这个情景，列出了见面和不见面的选择，接着集合了大家的智慧，分别列出了每种选择所有可能的理由，并逐个思考和评价这些理由是否合理，最后综合做出决定，这个过程就是做决定的五个步骤。做决定的步骤及示例见表4-10。

表 4-10　做决定的步骤及示例

做决定的步骤		示例
第1步	明确要做的决定	面对网友见面的邀约，我要答应吗？
第2步	列出所有可能的选择	选择1 答应见面 选择2 拒绝见面
第3步	列出所有选择的理由或优缺点	选择1 答应见面：拒绝会伤感情 选择2 拒绝见面：我担心不安全
第4步	评价每种理由是否合理	拒绝不一定会伤感情
第5步	权衡利弊，做出决定	我决定拒绝

（3）进一步延伸：当我们在前面分别列出答应和拒绝的理由时，或许会发现，很多时候，我们面临的选择并不是只有"答应"和"拒绝"两种，"答应"和"拒绝"并不一定是顾此失彼、两难的选择，在这两者之间还存在着很多灵活的空间，见图4-6，比如可以选择更为安全的方式来见面，也可以选择温和、不伤感情的方式来拒绝。我们可以通过自我觉察、与对方协商等方式，先明确自己和对方的需求，再选择一个更为合适的方式，来尽可能满足双方的需求。

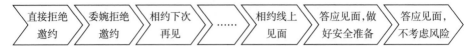

图 4-6　在"答应"和"拒绝"之间的多种选择

💗 教学提示

　　在延伸部分,可以运用自我认识能力来觉察自己内心的真实需求。有时候,内心需求不容易被发现,可以采用循环提问的方式来问问自己,示例见表 4-11。

表 4-11　运用循环提问来觉察内心需求的示例

示例一	示例二
1. 我不想见网友,那我的顾虑是什么 → 是因为我不想拒绝她的邀约 2. 为什么我不想拒绝她的邀约 → 是因为拒绝会破坏我们的感情 3. 因此,我的需求是维护我们的友谊 4. 思考:那么有没有一种不伤害感情的拒绝方式	1. 我为什么想要见网友 → 是因为我对她感到好奇,很期待能认识现实中的她 2. 因此,我的需求是进一步认识她 3. 思考:那么有没有这样一种方式,既能满足我进一步认识她的期待,又能满足我的安全需求

　　还可以运用同理能力和有效交流能力来和对方进行沟通,理解对方的需求,明确双方的期待,协商出一个最佳方案。

　　5. 小组讨论:如何解决问题(20 分钟)　结合做决定后的情景,培训教师带领学员学习解决问题的步骤。

　　(1)导入:当我们做出"答应"或"拒绝"的选择以后,在实际的行动中还可以思考相应的解决方案,以坚定自己的选择,并且尽可能减少这个选择可能带来的风险和损失。

　　(2)小组讨论:组织所有学员分组,任选以下其中一个问题开展讨论,并在白纸上做好记录,讨论 3 分钟。

　　1)如果要答应见面,为了尽可能保证自身安全,小笛可以怎样做?

2)如果要拒绝见面,为了不伤害感情,小笛可以怎么做?

💗 **教学提示**

为了讨论更充分,培训教师也可以指定各组的讨论主题,一半小组讨论问题 1,另一半小组讨论问题 2。

(3)讨论结束后,请各组派代表上台分享,并将讨论结果写在黑板上,下一组在上一组的基础上进行补充,每组汇报限时 1 分钟,如时间有限,可选择其中几组上台汇报。培训教师事先在黑板的一侧划分"答应见面"和"拒绝见面"两个区域,板书示例见表 4-12。

(4)带领学员逐项评价每一项应对方法是否可行。

表 4-12　应对方法的板书示例

答应见面	拒绝见面
1. 线上和网友见面 2. 和亲友结伴去见网友 3. 相约来小笛所在的城市或小笛家里见面 4. 独自一人去异地见网友时,要提前告知父母,和父母商量各种可能发生的危险,做好安全准备,例如,见面要在公共场所;见面后吃饭地点不由对方决定;不吃其他人带来的东西;对方如果邀约参加其他聚会,要拒绝,不能中途改变计划 ……	1. 真诚说明拒绝理由 2. 找到合适的借口婉拒 3. 和对方沟通,协商一个更为合适的方式来进一步认识彼此 ……

(5)回顾实际讨论情况,培训教师小结解决问题能力的定义和步骤:刚刚在讨论解决方案的过程中,我们先是明确问题本身要解决什么,接着各组成员根据要解决的问题各抒己见,集思广益,先头脑风暴发散思考,再评估找出可行的方案,这个过程就是解决问题的过程。这一过程和做决定类似,也是先发散,再聚焦,最后做出决定选择怎么做。解决问题的步骤及示例见表 4-13。

表 4-13　解决问题的步骤及示例

	解决问题的步骤	示例
第 1 步	明确问题:我想解决的问题是什么	和网友见面时,如何保证自身安全
第 2 步	分析问题: 造成这个问题的原因是什么 我的需求是什么	我想和网友见面,但担心会发生危险
第 3 步	发散思考:列出所有能想到的解决方案,可以通过结合自己的经验、询问亲友的意见、查阅资料等来思考	1. 线上和网友见面 2. 和亲友结伴去见网友 3. 去异地见网友时,只看展,不约其他聚会
第 4 步	评估筛选:哪些解决方案可行	1. 线上和网友见面(可行) 2. 和亲友结伴去见网友(可行) 3. 去异地见网友时,只看展,不约其他聚会(不可行)
第 5 步	实施方案:选择一个方案试试看	和对方协商线上见面
第 6 步	评估与调整	对方还是想约我线下见面,我再来试试其他方案

(6)根据解决问题能力的第 3 步和第 4 步,小结创造性思维能力和批判性思维能力:做决定和解决问题的思路,都是先发散思考,罗列所有能想到的情况,再聚焦,逐个评估,筛选出合适的情况。其中,发散思考就是运用了创造性思维能力,尽可能想到更多的可能性和方案;评估和筛选就是运用了批判性思维能力,敢于质疑,理性、审慎地分析信息。

6. 培训教师小结(5 分钟)

(1)回顾本节的培训内容,小结"如何做决定"这一维度的生活技能:决策能力、解决问题能力、批判性思维能力、创造性思维能力,这些生活技能虽然看上去和健康主题并不直接相关,但它们提供了一套理性思考的工具,帮助我们识别自己的内心需求和他人的期待,自主做出负责任的决定,解决实际问题,应对生活中的各项挑战,本节案例分析过程中运用到的生活技能具体可参考表 4-14。很多时候,做决定、解决问题等过程会很简单,当面对复杂问题时,可以遵循固定的步骤,一步一步地理清自己的思路。除了是否见网友这一主题以外,这些生活技能还可以应用于多种健康问题,甚至是生活中健康以外的其他问题。

表4-14　案例分析过程及运用的生活技能

本节案例分析过程	学习的生活技能
做出选择:"答应见面"还是"拒绝见面"	决策能力
做完选择的下一步: 如何安全地见网友? 如何合适地拒绝邀约?	解决问题能力
头脑风暴思考各项选择及理由、各项解决方案	创造性思维能力
理性评价各项选择及理由、各项解决方案	批判性思维能力

(2)回顾决策能力、解决问题能力、创造性思维能力、批判性思维能力的定义与步骤。

💜 **教学提示**

1. 本节活动的主题是学习"如何做决定"维度的生活技能,培训重点在于学习如何运用决策能力、解决问题能力、创造性思维能力、批判性思维能力,而不是解决案例本身的问题,因此,培训教师无须安排过多的时间来小结面对网友的邀约要怎么选择,如何安全见面、如何拒绝对方等应对方案。

2. 如果本节活动的主题是网络交友,那么在面向学生开展教学时,教学重点在于引导学生思考和学习如何温和而坚定地拒绝他人、见网友时如何保证自身安全。培训教师须提前熟悉这两类内容,把握好原则,课堂小组讨论时根据学生的现场反应,有意识地引导学生围绕相关原则来思考,培训教师最后进行针对性小结(这个过程也是先发散思考,再聚焦归纳,活动中就可以训练学生的创造性思维能力和批判性思维能力)。

3. 本节内容还可以根据其他健康主题改编,例如,负责任的性决定、同伴压力与应对、青春期异性交往与恋爱、生涯规划和职业选择、应对网络信息等。

知识拓展

1. 负责任的决定　做决定时,充分了解各种选择及其可能的结果,自主做出最适合自己的选择,并愿意承担这种选择可能带来的后果,不伤害自己,不伤害他人,这就是负责任的决定。个体能够做出负责任的决定,也就意味着他有能力去理性思考面临的选择,做出对自己和他人负责的健康决定,做自己健康的第一责任人。

2. 决策能力　决策能力是指能通过权衡不同选择并考虑其不同后果以做出负责任的决定的能力。面对健康方面的问题需要做出抉择时,收集相关信息,评估不同的选择可能会产生的结果或影响,综合做出明智的、对自己负责的决定,使这种决定的结果有利于健康。做决策的具体步骤及示例见表 4-10。

在做决定的过程中,我们不是自己一个人面对。对于把握不了的决定,我们还可以主动寻求外界的帮助,想办法获取更多的信息来辅助我们做决定,比如询问亲友的意见、查阅资料等。另外,暂缓做决定,这也是一种选择。

决策能力还可以应用于应对同伴压力、异性交往、生涯规划和职业选择等多种主题,例如:①朋友请我吸烟/喝酒/尝试"可疑饮品"/去"可疑场所"/单独去异性朋友家,我不想,我要不要拒绝? ②异性朋友向我表白,我是接受还是拒绝? ③高中选科,我该怎么选? ④我以后适合怎样的工作? ⑤为了管理体重,我可以选择哪种运动方案?

3. 解决问题能力　解决问题能力是指能正确认识自己面临的主要问题,建设性地寻找解决该问题的方法并评价其利弊,从中选择最适合的解决方式,并付诸实践的能力。解决问题能力有助于采取行动来应对生活中面临的各种问题和挑战,减轻未解决的重大问题引起的心理压力。解决问题的具体步骤及示例见表 4-13。

解决问题能力可以应用于如何调节情绪、如何缓解压力、如何改善习惯、如何应对冲突等多种主题。生活中面临的多种挑战都适用。

4. 创造性思维能力　创造性思维能力是指思考问题时能抛开经验束缚,积极探索其他可能的途径和方式,找到更多、更好的解决问题的方法的能力。发展创造性思维能力,可使人们在面对各种需要做出的决定和待解决的问题时,能够积极地探索各种可能的选择及其可能出现的不同后果,有助于做出负责任的决定,促进问题解决,从而灵活地应对生活中的各项挑战。

创造性思维能力常常应用于头脑风暴等需要发散性思考的活动中。

5. 批判性思维能力　批判性思维能力是指能理性、审慎地分析信息和以往经验的能力。发展批判性思维能力,有助于个体全面、深入地考虑问题,评估信息的准确性和可靠性,从而获取可靠的信息,减少错误信息的误导,促进个体做出明智的决定;还能促进对影响自身健康的因素的认识,如价值观、同伴压力和社交媒体等,并积极应对,从而有利于健康行为的建立。批判性思考的具体步骤及示例见表 4-8。

批判性思维能力还可以应用于识别和评估网络信息、认识误区等主题,例如,可以运用批判性思维能力来评估以下信息和观点的可靠性:①拒绝朋友就是不给朋友面子;②大家都说小刚的话都不能相信;③不想发生性行为就不是真爱;④发生性骚扰和性侵害,是因为受害者的穿着太暴露了;⑤女生说"不要"其实就是"要",只是不好意思说出来。

第五节　基于行为改变的生活技能训练

本节围绕艾滋病风险行为的常见因素——"同伴压力"主题开展,带领学员开展生活技能的综合训练,锻炼应对同伴压力和拒绝的技能,共 1.5 小时。首先,通过游戏来引入"同伴压力"主题;其次,组织小组讨论,运用决策能力和批判性思维能力来分析案例,认识同伴压力可能会对自身决策和行为造成影响,为了维护自身健康,要学会拒绝消极的同伴压力;接着,组织中学生常见拒绝情景分析与拒绝技能练习,可通过头脑风暴、案例分析、角色扮演等活动形式开展,在活动中训练自我认识能力、有效交流能力、人际关系能力、创造性思维能力等生活技能;最后,通过专题讲座来从上述活动中总结生活技能教育的特点和组织原则、生活技能教育与行为改变的关系。

一、热身活动

(一)活动目的

活跃培训氛围,引出同伴压力和拒绝主题。

(二)活动时间

5分钟。

(三)活动方法

游戏。

(四)活动准备

词语卡片或口令。

(五)活动步骤(以下活动二选一)

热身活动一:"言不由衷"游戏(5分钟)

(1)组织游戏:邀请3～5名学员上台参与游戏。培训教师依次向上台的每位学员提一个问题,学员只能通过"是"或"不是"来回答,回答必须与事实相反,如培训教师对一位高大的学员说"你很矮小?",学员须回答"是"。

💗 **教学提示** ———————————————————

1. 注意提问应选择中性的语句,避免涉及贬义、敏感、隐私话题。

2. 提问示例

(1)你很矮小? (提问高大的学员)

(2)你是不是愿意借钱给我?

———————————————————————————

(2)提问台上的学员:当要说出言不由衷的回应时,你的感受如何?

(3)"言不由衷"游戏小结:有时候,当要给出言不由衷的回应时,这可能会给自己带来一些不舒服、难受和困扰,比如不敢拒绝别人的请求,这无形中会给我们造成压力,今天我们来讨论一下这个话题。

热身活动二:"反口令"游戏(5分钟)

(1)组织游戏:邀请全体学员起立。培训教师发出指令,学员须做出与指令相反的动作,例如培训教师说"举起左手",学员要举起右手,培训教师接着说"放下",那么所有人都不能动,举起左手或之后放下的人判定为错误。

(2)提问:当要做出相反动作时,你的感受如何?

(3)"反口令"游戏小结:有时候,当我们要做出与内心所想相反的回应时,这可能会给自己带来一些别扭和不舒服,比如不敢拒绝别人的请求,这无形中会给我们造成压力,今天我们来讨论一下这个话题。

二、小组讨论:认识同伴压力

(一)活动目的

认识同伴压力会影响自己的选择,知道要拒绝消极的同伴压力。

(二)活动时间

30分钟。

(三)活动方法

小组讨论、案例分析。

（四）活动准备

1. **物料准备**　每组 2 ~ 3 张大白纸（70cm×100cm）和红 / 黑 / 蓝 3 色油性记号笔各 1 支,电脑、投影设备、扩音器、黑板或白板。

2. **课件准备**　包含活动说明、小结内容的课件。

3. **场地准备**　培训教室,可移动桌椅。

4. **提前分组**　将学员提前分组,每组 6 ~ 8 人。

（五）活动步骤

1. 活动说明（2 分钟）

(1)引言:艾滋病相关的危险行为,如吸毒、不安全性行为等,常常与同伴影响有关。朋友对我们来说非常重要,但有时候,"朋友"也会给我们带来消极影响。

(2)介绍情景:朋友们喜欢聚在一起吸烟。我知道吸烟不健康,也不喜欢这样做,但他们每次聚会都会叫上我,如果我拒绝了又显得不合群。我该怎么办?

💛 **教学提示**

　　培训教师可选取当地中学生常见的同伴压力情景,或根据当地文化和语境来改编。

请各组根据情景讨论以下问题,并在白纸上做好记录,讨论时间 5 分钟。

1)如果遇到了这类情景,你面临哪些选择? 选择原因及其可能的结果有哪些? 可参考表 4-15 来记录。

表 4-15　面临的选择及其原因与可能的结果

选择		
原因		
可能的结果		

2)在这个情景中,向他人说"不"容易吗?你会有哪些顾虑?请运用批判性思维能力来思考这些顾虑是否符合事实(课件呈现批判性思考的四个步骤),可参考表 4-16 来记录。

表 4-16　批判性思考顾虑

向他人说"不"的顾虑	这些顾虑符合事实吗?

💙 **教学提示** ─────────────────────────

批判性思维能力的步骤

第 1 步:质疑一下,事实真的是这样吗?

第 2 步:反思一下,与实际情况有出入吗?

第 3 步:打听一下,获取更多信息,接纳更多看法。

第 4 步:判断一下,做出评价。

2. 小组讨论(10 分钟)　讨论过程中,培训教师巡视各组的讨论过程,鼓励学员参与发言;了解学员们的认识和观点,围绕活动目的,有针对性地引导学员批判性思考,但不作现场解答和评论,在汇报和小结中对各组的发言加以澄清和引导。

3. 小组汇报(13 分钟)　请 2 ~ 3 个小组派代表分享小组讨论结果,并写在黑板上,每组 2 分钟,还可请其他小组补充。培训教师提前在黑板上划分两块区域,分别画出讨论时的两个表格。

4. 培训教师小结(5 分钟)

(1)消极的同伴压力会影响我们做决定,不仅会让我们做出一些违背内心意愿的选择,还会鼓动我们做出一些对自己不负责任,有时候甚至是违法的行为。

（2）和他人说"不"并没有那么容易，特别是面对朋友的时候。我们不敢拒绝他人的原因有很多，例如，担心影响和他人的关系、担心不合群……当我们运用批判性思维能力来看待这些顾虑时，可能会发现，自己不敢拒绝的原因也并不是那么可靠。我们可以采取合适的方式来拒绝。

三、头脑风暴：中学生常见拒绝情景分析及应对

（一）活动目的

罗列中学生常见拒绝情景，分析对应的应对方式，从而掌握应对拒绝情景的方法。

（二）活动时间

45 分钟。

（三）活动方法

小组讨论、头脑风暴。

（四）活动准备

1. **物料准备**　每组 2 ~ 3 张大白纸（70cm×100cm）和红 / 黑 / 蓝 3 色油性记号笔各 1 支，电脑、投影设备、扩音器、黑板或白板。
2. **课件准备**　包含活动说明、小结内容的课件。
3. **场地准备**　培训教室，可移动桌椅。
4. **提前分组**　将学员提前分组，每组 6 ~ 8 人。

（五）活动步骤

1. **活动说明（3 分钟）**

（1）引言：生活中受到同伴压力的影响，我们不敢说"不"的情景有很多，接下来我们一起来头脑风暴。

（2）为各组分发大白纸和马克笔，请每组讨论以下问题，并在白纸上做好

记录。

1）日常生活中，中学生可能会面对哪些常见的拒绝情景？特别是同伴让他们做一件他们不情愿做的事情，请用思维导图的方式来呈现。

2）请选择最常见的 2 ~ 3 个情景，结合解决问题能力的步骤，思考中学生可以如何预防和应对，可参考表 4-17 来记录。

表 4-17　常见的拒绝情景及应对措施

常见的拒绝情景	应对措施

💗 **教学提示**

1. 思维导图示例见图 4-7。

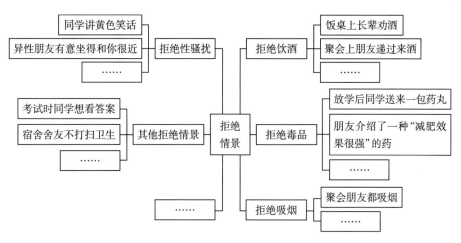

图 4-7　中学生常见拒绝情景的思维导图

2. 解决问题能力的步骤

第 1 步　明确问题：我想解决的问题是什么？

第 2 步　分析问题：造成这个问题的原因是什么？我的需求是什么？

第3步　发散思考：列出所有能想到的解决方案。

第4步　评估筛选：哪些解决方案可行？

第5步　实施方案：选择一个方案试试看。

第6步　评估与调整。

3. 预防和应对示例见表4-18。

表4-18　常见的拒绝情景及应对措施示例

常见的拒绝情景	应对措施
亲戚劝酒	1. 提前跟父母商量，请父母帮忙多说话 2. 跟亲戚说："谢谢您的招待，我还没成年，以茶代酒敬您。"
聚会上朋友邀请我喝酒	1. 避免结交有饮酒等行为的"朋友"或"网友"，远离歌舞厅、KTV、酒吧等不允许未成年人进入的场所 2. 拒绝朋友的劝酒："我们还是学生，未成年人禁止喝酒，不如我们玩点别的吧！"
……	……

2. **小组讨论**(10分钟)　培训教师巡视各组的讨论过程，鼓励学员参与发言；了解学员们的认识和观点，不作现场解答和评论，在汇报和小结中对各组的发言加以澄清和引导。

培训教师注意控制时间，可在课件上呈现倒计时，并适时提醒各组把握讨论进度。

3. **小组汇报分享**(25分钟)

(1)请各组派代表分享小组讨论结果，将结果写在黑板上，下一组在上一组的基础上进行补充，每组2分钟。如时间有限，可选择其中几组上台汇报。培训教师事先在黑板上写上相应主题。各组代表还可以在地上或墙上展示小组成果，如有扫描设备也可以扫描投屏。

(2)每组汇报后，还可请其他学员进行补充，体会常见的情景及有效的应对方式，限时1分钟。

4. **培训教师小结**(7分钟)　和他人说"不"，并没有那么容易，特别是面对朋友的时候。我们可以尝试以下方法。

（1）敢于拒绝。当你不愿意时，向他人合理地表达拒绝是尊重自己、对自己负责的表现，同时也有助于促进一段关系的正向发展。

（2）将人际交往中让你很有压力的情景逐条列出来，然后写上相应的预防措施和应对方法，例如，通过远离歌舞厅、KTV、酒吧等场所避免饮酒和吸毒场景。

（3）在平时多加练习，当真正遇到了类似情景时，多加尝试。随着实践经验的积累，我们就会知道在什么场景下用什么方式拒绝他人是礼貌且有效的。

四、角色扮演：在多个情景中练习拒绝技能（备选）

（一）活动目的

在中学生常见的拒绝情景中练习拒绝技能。

（二）活动时间

45 分钟。

（三）活动方法

小组讨论、角色扮演。

（四）活动准备

1. **物料准备**　情景卡片，每组 2 ～ 3 张大白纸（70cm×100cm）和红 / 黑 / 蓝 3 色油性记号笔各 1 支，电脑、投影设备、扩音器、黑板或白板。

2. **课件准备**　包含活动说明、小结内容的课件。

3. **场地准备**　培训教室，可移动桌椅。

4. **提前分组**　将学员提前分组，每组 6 ～ 8 人。

（五）活动步骤

1. **活动说明（3 分钟）**

（1）引言：前面我们认识到生活中有许多难以拒绝他人的情景，接下来我们来体验如何有效拒绝他人。

(2)为各组分发情景卡片、大白纸和马克笔。请每组根据情景卡片讨论以下问题,并在白纸上做好记录。

1)在这样的情景下,对方可能会用怎样的话来说服你?

2)如果想要拒绝,你要如何来回应?

3)据上述思考与讨论,将情景改编成2分钟的剧本。

【情景卡片】

情景1:朋友们喜欢聚在一起吸烟。我知道未成年人不能吸烟,吸烟危害健康,也不喜欢这样做,但他们每次聚会都会叫上我,如果我拒绝了又显得不合群。我该怎么办?

情景2:暑假见到邻居家哥哥,他给我一罐啤酒,说:"快成年了,该练练酒量了。"

情景3:同学聚会上,朋友偷偷掏出一包药丸递过来说:"试试这个,据说很爽很刺激。"

情景4:班上一位要好的异性同学向你表达了爱意,希望能和你在一起。你很忐忑,不知道该怎么办,既害怕会伤害到对方,又害怕失去这个好朋友。

情景5:一个要好的异性朋友对你说:"这个周末我爸妈不在家,你到我家里来玩吧!"

情景6:班里有位同学喜欢在女生面前讲黄色笑话,还有一些男生跟着乱笑和起哄。

资料来源:情景1来源于《成长之道》,情景5来源于《中学生预防艾滋病健康教育教师用书》。

💙 **教学提示** ───────────────

(1)培训教师可根据实际参与人数调整分组数量,每组人数尽量不超过10人,也可以视实际情况增加或减少情景卡片。

(2)培训教师可选取当地中学生常见的拒绝情景,或根据当地文化和语境来改编。

(3)本活动可以运用有效交流能力和人际关系能力,培训教师可根据本章第三节的相关内容,选取部分要点,先带领学员回顾,再组织讨论。

2. **小组讨论与演练**(10分钟) 培训教师巡视各组的讨论过程,鼓励学员参与发言;了解学员们的认识和观点,不作现场解答和评论,在汇报和小结中对各组的发言加以澄清和引导。

注意控制时间,可在课件上呈现倒计时,并适时提醒各组把握讨论进度。

可以适当引导学员思考,在角色扮演中,对方的说服也可以围绕相关认识误区展开,如"偶尔吸一两次毒不会上瘾的"。

3. **角色扮演**(27分钟)

(1)请各组派代表上台,依次进行拒绝情景角色扮演,每组2分钟。

(2)每组结束汇报和演出后,培训教师请在场其他学员补充拒绝方式,体会该情景下有效的拒绝方式,限时1分钟。

4. **培训教师小结**(5分钟) 教师参考"知识扩展",小结拒绝技巧。

五、角色扮演:情景对话分析与拒绝(备选)

(一)活动目的

在中学生常见的拒绝情景中,学会理性对待他人的劝导,练习拒绝技能。

(二)活动时间

45分钟。

(三)活动方法

小组讨论、角色扮演。

(四)活动准备

1. **物料准备** 情景卡片,每组2～3张大白纸(70cm×100cm)和红/黑/蓝3色油性记号笔各1支,电脑、投影设备、扩音器、黑板或白板。

2. **课件准备** 包含活动说明、小结内容的课件。

3. **场地准备** 培训教室,可移动桌椅。

4. **提前分组** 将学员提前分组,每组6～8人。

（五）活动步骤

1. 活动说明（3分钟）

（1）引言：前面我们认识到生活中有许多难以拒绝他人的情景，接下来我们来体验如何有效拒绝他人。

（2）情景介绍：同学聚会上，朋友偷偷递过来一包药丸，说："试试这个，据说很爽很刺激。"

（3）为每组分发大白纸和马克笔。请各组讨论以下问题，并在白纸上做好记录。

1）假如你身处这个情景之中，朋友可能会怎样来说服你？请把可能的话写在大白纸的左侧，一条一条写，每条占一行。

2）如果想要拒绝，你要如何来回应？请针对每一条说服，在大白纸右侧写下回应的话。

♥ 教学提示

本活动可以运用批判性思维能力来思考对方说服的话语是否合理，运用有效交流能力和人际关系能力来思考如何回应对方的话，培训教师可根据本章第三节和第四节的相关内容，选取部分要点，先带领学员回顾，再组织讨论。

2. 小组讨论（10分钟）

培训教师巡视各组的讨论过程，鼓励学员参与发言；了解学员们的认识和观点，不作现场解答和评论，在汇报和小结中对各组的发言加以澄清和引导。

培训教师注意控制时间，可在课件上呈现倒计时，并适时提醒各组把握讨论进度。

除了说服手段以外，也可围绕认识误区展开，如"吸一两次烟不会上瘾的"，具体可参考"第三章 艾滋病与物质滥用的关系"的知识点。

3. 小组分享与汇报（27分钟）

（1）请各组派代表分享汇报小组讨论结果，鼓励以角色扮演的方式来展示说服与拒绝，下一组在上一组的基础上予以补充，每组汇报限时2分钟。各组代表在地上或墙上展示小组成果,如有扫描设备也可以扫描投屏。

(2)培训教师可参考表 4-19 的示例,予以适当补充,表 4-19 中的内容只作为参考,培训时学员或学生的现场发挥一定会比参考内容更精彩。

表 4-19　他人说服的话语及拒绝技巧示例

序号	朋友说服的话语示例	拒绝技巧示例
1	尝尝吧,很爽的	我不吃了,谢谢 我肠胃不太好,还是不试了
2	嗑药很酷的啊	嗑药并不酷,是以伤害自己为代价的
3	吃这个能瘦得更快,还不会反弹	健康的减肥方式是合理饮食、多运动,吃药减肥还是要听医生的,我们自己吃药很可能会伤害身体
4	吃这个能让你更聪明	新闻报道说"聪明药"并不能提高智商,还会上瘾,伤害身体,我们还是别碰了
5	最近学习压力大,这个能让你解解压	我有适合自己的解压方式,就不尝试啦
6	看在是朋友才给你尝尝好东西的,不要不给面子	叫我试就试,这样我也太没主见了吧
7	我们都尝过了,没事的,兄弟怎么会害你呢	是兄弟就要尊重我的意愿,不要让我做不想做的事嘛
8	不敢试是不是怕了	我真的会怕的,不要再叫我试啦
9	吃一点点又不会怎样,偶尔一次不会上瘾的	毒品有依赖性,很难完全戒除;有了第一次就会有第二次
10	哪有你说的那么可怕?新闻说的都是骗人的	吸毒会给人带来一时的快感,但却会造成持续的痛苦,你有没有想过"试一试"会带来什么后果
……	……	

4. 培训教师小结(5 分钟)　有时候,拒绝他人并没有那么容易,需要打消心里的顾虑,理性对待他人看似合理的劝导,并要运用有效的交流方式。我们可以在平时不断练习拒绝技巧。

💛 **教学提示** ———————————————————————

(1) 本活动既可以单独开展,也可以结合活动四开展,在活动四的基础上,选取其中一个情景,进一步带领学员思考对方可能会有哪些说服的话语,以及如何回应对方。

(2) 本活动的案例可选取活动四的情景展开,还可选取当地中学生常见的同伴压力情景,或根据当地文化和语境来改编。

———————————————————————

六、专题讲座:总结生活技能教育的组织

(一)活动目的

总结本节开展的生活技能综合训练活动,体会生活技能教育的重要性。

(二)活动时间

10 分钟。

(三)活动方法

专题讲座。

(四)活动准备

总结课件、电脑、投影设备、扩音器、黑板或白板。

(五)活动步骤

1. **引言(1分钟)** 本节培训结合同伴压力与拒绝这一主题来训练生活技能,该主题也是中学生预防艾滋病危险行为十分重要的主题,这节综合运用了前面我们学到的三个维度的生活技能。

2. **介绍生活技能与行为改变的关系(5分钟)**

(1) 提出以下问题,请 2 ~ 3 位学员分享。

1) 前面参与的活动中涉及哪些生活技能?

2）这些生活技能如何帮助建立健康行为？

（2）以本节培训内容为例，结合学员发言，参考"知识扩展"，小结生活技能与行为改变的关系（示例见表4-20）：开展生活技能教育，学生可以在课堂上直接学习和训练生活中能直接应用的必要技能，例如，本节培训罗列的常见同伴压力情景，就能帮助我们在生活中有意识地预防和应对。

表 4-20 同伴压力应对主题中生活技能与行为改变之间的关系

同伴压力与拒绝主题	生活技能
1. 识别同伴压力给自己带来的消极影响	自我认识能力
2. 同伴压力下如何做负责任的决定	决策能力
3. 理性看待拒绝同伴压力时的顾虑	批判性思维能力
4. 罗列常见的同伴压力情景	创造性思维能力
5. 分析如何应对常见的同伴压力情景	解决问题能力
6. 设想常见情景中同伴的劝导，认清自己的需求，理解对方的想法	自我认识能力、同理能力
7. 根据不同情景思考相应的拒绝方式	有效交流能力、人际关系能力
8. 理性对待同伴的劝导	批判性思维能力、同理能力
……	……

3. 介绍生活技能教育的组织原则（4 分钟）

（1）提问：在体验生活技能教育的过程中，你发现组织生活技能教育活动有哪些要点？请 2 ~ 3 位学员分享。

（2）结合学员发言，参考"知识扩展"，小结生活技能教育活动的组织要点。

♥ **教学提示**

本活动仅面向培训教师（或学员）开展，不适宜面向中学生开展。旨在带领学员体会开展生活技能教育的重要性，可以根据培训的实际情况，调整组织方式，例如，培训教师直接提问学员，或者培训教师直接总结。

知识拓展

1. 消极的同伴压力　朋友对一个人的影响很大,我们的言谈举止、兴趣爱好甚至性格等都或多或少会受到朋友的影响。其中,既有积极影响,例如,与乐观开朗的朋友相处,我们会变得豁达;也有消极影响,例如,朋友带我们参加不安全的、不尊重他人的,甚至是违法的活动,如打架、危险骑行、盗窃等;或者在朋友的影响下,我们养成了不良的个人习惯,如吸烟、饮酒、吸毒等健康危险行为。消极的同伴压力会影响我们做决定,不仅会让我们做出一些不愿意、不舒服的行为,还会鼓动我们做出一些不负责任的行为。遇到这类情况时,我们可以采取一些沟通协商技巧,来抵制消极的同伴压力。

要敢于拒绝消极的同伴压力。当你不愿意时,向他人合理地表达拒绝是尊重自己、对自己负责的表现,同时也有助于促进一段关系的正向发展。真正的友谊是建立在互相尊重的基础之上的,不会强迫对方顺从自己,也不会因为一次拒绝而有所动摇。因此,请勇于拒绝对你不利的选择,不要因为拒绝他人而感到有负担,也不要因为不好意思而动摇。

2. 拒绝技能　拒绝技能是指当面对违背自身意愿的请求或冒犯时,能在尊重自己和他人感受的基础上,坚定自己的立场,采用合适的方式拒绝他人。

和他人说"不"并没有那么容易,特别是面对朋友的时候。我们不敢拒绝他人的原因有很多,例如,担心影响和他人的关系、担心不合群、担心拒绝对方的好意……但事实真的是这样吗?我们可以运用批判性思维能力来思考,自己不敢拒绝的原因是否合理,然后,我们可能会发现,自己不敢拒绝的原因也并不是那么可靠,只要采取合适的方式,是可以在一定程度上减少这些顾虑的。

我们可以学会用不同的方式来坚定而不失礼貌地拒绝我们不喜欢或不想做的事情。

(1)敢于拒绝。当你不愿意时,向他人合理地表达拒绝是尊重自己、对自己负责的表现,同时也有助于促进一段关系的正向发展。

(2)将人际交往中让你很有压力的情景逐条列出来,然后写上相应的应对措施,包括如何预防此类情景的发生、如果发生了自己可以如何应对。例如,通过远离歌舞厅、KTV、酒吧等场所避免饮酒场景;通过合适的回应来应对他人的请求等。

(3)可以在平时提前思考应对方法,并多加练习,当真正遇到了类似情景时,多加尝试。随着实践经验的积累,我们就会知道,对于自己来说,在什么场景下用什么方式拒绝他人是礼貌且有效的,这个过程中,拒绝他人的压力也会逐渐减轻,我们也能更加轻松自如地做自己。

(4)具体情境中的拒绝技巧

◇拒绝要坚定。表情认真,眼睛直视对方,态度诚恳,坚定而清晰地说"不"。

◇肢体语言和口语表达要一致,要理直气壮、坚决拒绝。可以表现为边说"不",边摇头、后退等。

◇可以为拒绝说明理由,但并不要过度道歉。

◇趁机离开。如果对方试图反复说服你,甚至让你感到不安全,应找机会离开。

◇之后尽量避免这种情况发生。

3. 生活技能教育与行为改变的关系

(1)生活技能更关注相关态度的培养和技能的训练,帮助学生掌握实际中可以运用的有效技能,将健康知识转化为健康行为。

(2)与常见的手卫生、安全套使用等卫生技能不同,生活技能属于"软技能",能够帮助个体在真实、复杂的生活情境中认清内心需求、厘清与他人的关系、做出对自己负责的选择,从而更好地应对生活中的各种挑战。

(3)多运用参与式教学方法开展,以学生为中心,提供比传统教育更多的能力训练的机会。

4. 生活技能教育的组织原则

(1)坚持以学生为主体,采用参与式教学法,调动学生的学习兴趣和积极性,鼓励学生积极参与到教学活动中。

(2)理解和尊重学生,承认并接纳学生的个体差异。所有学生都有机会站在大家面前表达自己的观点,也给所有人倾听他人想法的机会。

(3)生活技能教育是灵活的,本质上是为了助力学生应对生活中的各种挑战,既可以应用于多个健康主题,还能够应用于其他领域,如素质教育、生涯规划等。

思考与探究

1. 说一说　对于中学生,生活技能有什么重要意义?

2. 想一想　在日常生活中,哪些场景中可以用到哪些生活技能?

3. 想一想　组织生活技能教育教学活动需要注意什么?

▶▶ 章末小测试

一、判断题

1. 生活技能就是洗衣、做饭等生存技能。

2. 生活技能是指一个人有效地处理日常生活中各种需要和挑战的能力,是个体保持良好心理状态,并且在与他人、社会和环境的相互关系中表现出适应和积极的行为能力。

3. 生活技能概括起来包括十种具体能力,可分为如何对待自己、如何与他人相处、如何有效决策三个维度。

4. 如果只学习预防艾滋病的健康知识,可能并不足以帮助学生应对生活中的复杂情境,例如,如何拒绝毒品。

5. 生活技能教育通过提升心理社会能力,帮助学生采取健康决策,做出对自己生活更负责的行为,做自身健康的"第一责任人"。

二、单选题

1. 当面对负面情绪时,以下哪种做法最有助于情绪调节? ( )

A. 压抑情绪,不让他人察觉

B. 立即发泄情绪,不考虑后果

C. 识别并反思引发情绪的原因

D. 通过购物等行为来转移注意力

2. 以下哪种方法不是健康的压力缓解方式? ( )

A. 进行深呼吸练习

B. 与朋友倾诉

C. 保持良好的睡眠习惯

D. 吸烟、饮酒、吸毒

3. 以下哪项不是运用同理心的表现? ( )

A. 试图理解对方的感受和想法

B. 不评判地倾听对方的观点

C. 总是告诉对方你比他们更懂

D. 在回应前,先确认你对对方意思的理解是否正确

4. 在处理人际冲突时,以下哪种做法最不恰当? ( )

A. 冷静地表达自己的感受

B. 尝试理解对方的立场

C. 寻求双赢的解决方案

D. 在公共场合大声指责对方的错误

5. 请运用批判性思维能力,判断以下最有可能符合事实的描述( )

　　A. 对面的行人朝我这个方向看,他肯定是看到了我脸上长的痘痘。

　　B. 刷着朋友圈的动态,大家每天都过得很有意义,只有我在蹉跎时光。

　　C. 女生说"不要"其实就是"要",只是不好意思说出来。

　　D. 我这次做错了,不一定代表我就是一个失败的人,我在很多事情上都做得很好!

三、多选题

1. 与更好地对待自己最相关的三项生活技能包括( )

　　A. 自我认识能力

　　B. 同理能力

　　C. 调节情绪能力

　　D. 缓解压力能力

2. 与更好地与他人相处最相关的三项生活技能包括( )

　　A. 同理能力

　　B. 有效交流能力

　　C. 人际关系能力

　　D. 创造性思维能力

3. 与更好地做出决策最相关的生活技能包括( )

　　A. 批判性思维能力

　　B. 创造性思维能力

　　C. 解决问题能力

　　D. 决策能力

4. 以下中学生常见情景中,适用于使用决策能力的是( )

　　A. 要不要接受朋友的邀约

　　B. 选择哪种运动方案

　　C. 与好朋友发生矛盾,要不要向他道歉

　　D. 出现心理困扰时要不要找心理老师求助

5. 对于青春期"十分在意他人评价"这一困惑,可以运用哪些生活技能应对?（ ）

   A. 自我认识能力:识别"在意他人评价"背后的情绪、感受、想法和原因,比如原因可能是"想让自己变得更好"

   B. 自我认识能力:了解自己的优点和不完美,全面认识自己

   C. 批判性思维能力:理性看待他人评价,他人评价真的符合事实吗?是善意还是恶意

   D. 解决问题能力:对于他人的合理评价,思考下一步可以如何行动以进步

参考答案

一、判断题　1. 错;2. 对;3. 对;4. 对;5. 对。

二、单选题　1. C;2. D;3. C;4. D;5. D。

三、多选题　1. ACD;2. ABC;3. ABCD;4. ABCD;5. ABCD。

参考文献

[1] 周凯,叶广俊. 学校生活技能教育 [J]. 中国心理卫生杂志,2002,16(2):127-129.

[2] 马迎华,季成叶. 学校生活技能教育与艾滋病预防 [J]. 中国校医,2004,18(4):376-378.

[3] World Health Organization. Life skills education for children and adolescents in schools[M]. 2nd ed. Geneva: World Health Organization,1997.

[4] UNICEF. Global framework on transferable skills[M]. New York: UNICEF,2019.

[5] World Health Organization. Life skills education school handbook: prevention of noncommunicable diseases – Introduction[M]. Geneva: World Health Organization,2020.

[6] 马迎华. 生活技能与健康 [M]// 张欣,马军. 儿童少年卫生学(案例版). 北京:科学出版社,2017.

[7] 马迎华,余毅震. 学校健康教育与健康促进 [M]// 马军,宋逸. 儿童少年卫生学教程. 北京:北京大学医学出版社,2021.

[8] 马迎华,韩孟杰,刘惠. 青年学生预防艾滋病行为改变培训手册 [M]. 北京:人民卫生

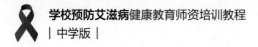
出版社,2023.

[9] 马迎华.中学生预防艾滋病健康教育教师用书 [M].北京:人民卫生出版社,2021.

[10] 苗世荣,洪苹,李立鹤.青春健康人生技能培训指南:成长之道 [M].北京:人民卫生出版社,2023.

第五章

尊重生命
平等关爱

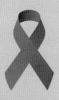

培训目标

1. 知识目标　简述个体生命的孕育，解释预防艾滋病中健康责任、尊重生命和平等关爱的具体体现。

2. 态度目标　认识"生命教育"在学校教育中应尽的责任和必要性。

3. 技能目标　举例分析生命的脆弱和顽强；列举在中学进行生命教育的内容；设计尊重生命、关爱生命、个人健康责任及积极参与家庭和谐关系建设的三个教学活动。

推荐学时

3 小时

培训内容

不同主题培训内容的培训方法及学时分配见表 5-1。

表 5-1　"尊重生命　平等关爱"培训内容

主题	推荐培训(教学)方法	学时 / 小时
生命的孕育与尊重生命	头脑风暴、专题讲座	1
健康责任	问题树分析、情景分析、小组讨论	1
健康家庭建设	剧本桌面推演、观影赏析	1
学时小计		3

关键词

生命孕育和尊重;健康责任;家庭和谐关系建设

核心信息

1. 尊重生命,人人平等。

2. 每个人都是自己健康的第一责任人。

3. 良好的家教家风对家庭成员个人人格成长和身心健康起着关键作用。

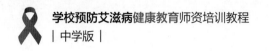

第一节 | 生命的孕育与尊重生命

生命是宝贵的,生命对于每一个人来说只有一次,学校开展生命教育是心理健康教育、素质教育、全面性教育的重要内容,每位教师关注生命安全、生命健康不仅有益于自己和家人,更是对学生的健康成长负责任的行为的体现。"生命的孕育与尊重生命"的培训内容共 1 小时,设计了两个参与式互动的教学活动,先以头脑风暴活动,让学员集思广益,列出青春期生命教育的重点内容和意义;再以专题讲座的形式,简要讲解生命的孕育和珍惜宝贵的生命。

一、头脑风暴——学校生命教育的重点内容和意义

(一)活动目的

快速收集每位参与者对"生命教育"内容的认知和联想,及时分享并进行归类,起到相互补充和提醒的作用。

(二)活动时间

20 分钟。

(三)活动方法

头脑风暴法。

(四)活动准备

1. **物料准备** 黑板或白板,为每位学员准备黄色和蓝色便利贴各 3 张。
2. **场地准备** 教室或会议室,可移动桌椅。

(五)活动步骤

1. **导入(3 分钟)** 培训教师在大白纸上写下"学校生命教育的重点内容? 生命教育的意义? "。

请每位学员快速思考,在黄色便利贴上写出"学校生命教育的重点内容",每张写 1 项内容,至少写 3 张;在蓝色便利贴上写出"学校生命教育的意义",每张写 1 项内容,至少写 3 张。

2. **活动过程(7 分钟)**　学员们独立完成,不进行讨论,培训教师不作提示。

3. **收集、归类信息(5 分钟)**　请学员志愿者收集便利贴,培训教师快速进行分类,贴在大白纸上。

4. **培训教师小结(5 分钟)**　通过刚才的活动,每位学员在很短的时间内都有关于"生命教育"的积极思考,说明平时大家都会关注"生命教育"的话题,有一定知识的积累。大白纸上列出的条目,是大家认为我们需要为青少年提供的教育内容,在学校可以结合"道德与法制""生物""生理""心理健康"等课程进行教学,也可以应用主题班会的形式加深学生对生命意义的认知,形成对待生命看法的积极价值观。希望每位教师都是引导青少年珍爱生命、尊重生命的有心人。

二、专题讲座——生命的孕育和尊重生命

(一)活动目的

通过讲解生命孕育的原理,引起学员们认识到对青春期学生进行珍爱和尊重生命教育的必要性。

(二)活动时间

30 分钟。

(三)活动方法

专题讲座。

(四)活动准备

1. **物料准备**　黑板或白板、电脑、投影设备、扩音器。每组一张 A4 纸。

2. **课件准备** 生命孕育的核心知识课件。

3. **场地准备** 教室或会议室,可移动桌椅。

(五)活动步骤

1. **导入(3分钟)** 之前我们通过头脑风暴活动收集了多条关于"生命教育内容和意义"的想法,其中关注较多的是"生命孕育"的内容,确实,对于青春期的学生来说,个体生命的形成是他(她)非常好奇、非常感兴趣的话题,意外妊娠(非意愿妊娠)也是对青少年健康的严重伤害,是不尊重生命的行为。

2. **核心知识讲解(20分钟)** 讲解要点如下(参考人民教育出版社《生物》七年级下册 生殖章节)。

(1)进入青春期的青少年,在性激素的作用下,男性有成熟精子,女性有成熟的卵子(卵细胞)形成。

(2)男性和女性发生了无避孕措施的性行为,男性的精子进入女性的阴道、子宫、输卵管,与成熟的卵子(卵细胞)结合,形成受精卵。

(3)人类新生命孕育的四个过程

1)形成胚胎:受精卵形成之后,在由输卵管进入子宫的过程中,不断进行有丝分裂,形成胚胎,到达子宫后植入子宫内壁。

2)形成胎儿:胚胎细胞在子宫内膜继续生长,形成胚胎,由组织再形成各种器官、系统。胚胎发育到12周,外貌初具人形,开始称为胎儿。

3)妊娠(怀孕):胚胎在子宫内的发育过程,时间为280天左右。

4)分娩:成熟的胎儿从母体的子宫产出的过程。

(4)意外妊娠和终止妊娠:如果是在没有采取避孕措施又没有生育意愿的情况下形成了新生命,称为意外妊娠或非意愿妊娠。通过人为的方式终止妊娠,称为人工流产。

(5)安全的性行为(正确使用安全套)可以避免意外妊娠,还可以预防艾滋病和性传播疾病。

3. **小组讨论(5分钟)** 座位附近的3~4人讨论"不尊重生命的表现有哪些? 我们应该怎样尊重自己和他人的生命? ",每组记录在一张A4纸上。将A4纸张贴在黑板上,休息时相互观看。

4. 培训教师小结(2 分钟)

希望每位学员回到学校,积极将生命教育融合在学科教育和主题班会中,并结合心理健康教育,积极倡导人人珍爱生命、尊重生命的价值观。

第二节　健康责任

本节"健康责任"主题共设计 1 小时。首先以问题树分析法,引导学员分析青少年面临的健康威胁及其形成的深层次原因,启发学员思考个人的实际行动对维持和促进健康的重要意义;接着通过情景展示引入主题,引导学员识别青少年常见的健康危险行为并进行分类及归纳;最后采用小组讨论的方式分组制作创意海报,通过制定"个人健康计划"进一步理解"健康责任"的内涵,再次强调"每个人都是自己健康的第一责任人"的现实意义。

一、问题树分析——青少年面临的健康威胁

(一)活动目的

通过参与式的互动讨论,引导学生充分认识青少年常见的健康危险行为,辨别、分析健康危险行为的表现及其造成的不良健康后果,启发学生思考如何才能避免这些不良行为的发生,做到对自己的健康负责。

(二)活动时间

20 分钟。

(三)活动方法

问题树分析法。

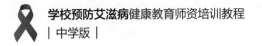

💗 **教学提示** ————————————————————————

　　问题树分析法,经常用于分析某一事件更深层次的原因,或用于深入
细致地分析问题、找出问题的原因、制定解决问题的方法。

　　制作过程包括:明确讨论问题的目标,与参与者共同分析总的存在问
题的方面,再按各个方面逐项分析原因并把关系表达清楚。

————————————————————————————————————

(四)活动准备

　　1. **物料准备**　黑板或白板,根据学员人数准备足量大白纸、马克笔,红
色、黄色、白色卡纸各若干,剪刀,双面胶或胶水。

　　2. **课件准备**　青少年健康危险行为主要类型、健康责任内涵的简要
介绍。

　　3. **场地准备**　教室或会议室,可移动桌椅。

(五)活动步骤

　　1. **导入(3 分钟)**　播放提前准备的短视频,或展示青少年健康危险行为
的图片,培训教师说明活动要求并进行示范,引导学生进入本活动主题。培训
学员人手一张彩色卡片(半张 A4 纸大小);每人有三张红、黄、白卡纸,在一张
大白纸上画上一棵大树。

　　2. **依次进行问题树分析活动(15 分钟)**

　　(1)第一步:要求培训人员在红色卡纸上举例写出当前青少年的不健康生
活行为,如经常喝奶茶、吸烟、打电子游戏等。然后将写有字的彩纸剪下粘贴
到用大白纸画出的大树上。培训教师继续引导学生列举其他的不健康生活行
为,指导学生将同类问题归类,并移动行为卡片贴在问题树的树枝末端。最后
总结出吸烟、酗酒、不安全性行为、不良饮食、缺乏运动、自我伤害等危害健康
的各种行为,聚集在树干部位,见图 5-1。

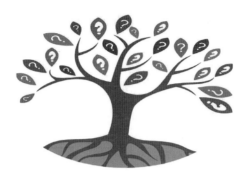

图 5-1　问题树卡片粘贴示意图

（2）第二步：选取树干上列举出的某个行为，在白色卡纸上写：什么原因会造成这个结果（即导致该健康危险行为出现）？（收集后贴在大树的根部）

（3）第三步：在黄色卡纸上写：有什么办法能改变？整理改变的措施（表5-2）。

表 5-2　健康行为分析卡示例表

青少年的某个健康危险行为？	导致该行为问题的原因	有什么办法能改变？

3. 培训教师小结（2分钟）　在今天的课堂上，我们讨论并分析了青少年常见的健康危险行为以及这些行为背后的原因，鼓励学员回到学校后引导学生在日常生活中有意识地学习健康常识、提升健康素养。学员们应该更深切地体会到了，这些明显会造成健康危害的行为习惯一旦形成，再想停止和改变是非常不容易的，因此要学会对健康危险行为说"不"，采取积极行动促进个人健康水平的提高。

二、情景展示 + 小组讨论——健康危险行为的识别及改变

(一)活动目的

通过情景或短视频展示中学生常见的健康危险行为,学习辨别、分析和讨论健康危害行为的表现及其造成的不良健康后果,启发学员思考如何拒绝这些不良行为的发生、自觉维护和促进自身健康,通过小组讨论后完成创意海报制作,深入理解"个人健康责任"在现实生活中应如何实践或操作。

(二)活动时间

40 分钟。

(三)活动方法

情景分析、头脑风暴、模拟演练。

(四)活动准备

1. **物料准备** 每组 2 ~ 3 张大白纸(70cm×100cm)和红 / 黑 / 蓝 3 色油性记号笔各 1 支,电脑、投影设备、扩音器、黑板或白板。
2. **课件准备** 包含活动说明、预设情景的图片或视频材料、小结内容的课件。
3. **场地准备** 培训教室,可移动桌椅。
4. **提前分组** 根据具体人数将学员提前分组,每组 6 ~ 8 人。

(五)活动步骤

1. **情景展示(7 分钟)** 活动前,参考教学提示导入情景,培训教师可以选择用角色扮演、视频、情景卡片加旁白等形式导入课堂主题情景,根据培训需要和课时安排选择具体所需场景的数量。

💗 **教学提示** ────────────────────────

本节涉及多种情景。培训教师可利用网络短视频资源,下载有关吸烟、

饮酒、网络游戏成瘾、不健康饮食行为、不安全性行为、故意伤害行为(自伤或自杀)等的情景短视频;也可以选用角色扮演形式导入需要讨论的具体情景(如果采用课堂角色扮演,培训教师应该在课前选择学员志愿者,进行简短培训后在课堂上请学员志愿者进行简短的角色扮演),引发学员们的课堂讨论。

设定情景

【情景1】

背景:明明是某校一名初二学生,平时比较开朗活泼,最近老师发现他经常在上课时打瞌睡,就打算向他父母了解一下明明在家的情况。与明明父亲沟通后老师得知,明明的父母都在外地务工,平时是由爷爷奶奶照顾他,因为老人不熟悉网络,家里用来与明明父母联系的智能手机固定放在家里的抽屉里,抽屉平日也没有上锁。明明经常在爷爷奶奶入睡后,深夜起来躲在被窝里打手机游戏,有时候一直打到天亮。

【情景2】

背景:小亮是一名活泼开朗的男生,刚升学到一所高中。也许是为了缓解自己身处陌生校园环境的紧张感,小亮非常希望自己能在学校有一群新的好朋友,也急于得到新认识的同学们的肯定。开学后不久,有一次放学后,他跟同年级的几个新认识的好哥们刚出了校门,一名平日看起来很酷的男同学说今天有个特殊的"加餐",问他敢不敢一起去体验。小亮本能地感觉应该不是什么好事,但他觉得自己无法拒绝,就跟随大伙儿去了学校后面的小巷子里。当邀请他的同学拿出藏在书包里的一包香烟后,小亮即刻就明白了:原来他的这些同学在背着家长和老师吸烟。为了表现出自己与大家很合拍,小亮假装成满不在乎的样子,学着他的小伙伴们的样子,点燃了他人生中的第一支香烟。

【情景3】

背景:安子是个食欲旺盛的小胖子。他的体重已经明显超出了同龄人的平均水平,在同学们的眼中,安子总是随身带着各种零食,包括可乐等饮料来学校,并且,只要上体育课,安子就会以各种理由请假不参加跑步或打球等需要消耗体力的活动。平时在课间休息时,安子也几乎很少出教室活动,除了上厕所,基本就是坐在座位上不动,或者吃自己带来的各种零食。

【情景4】

背景：小丽是班上一名比较内向的女生。最近老师和同学都发现她经常上课走神，比之前更加不愿意跟同学说话，老师提问也经常不在状态，明显没有认真听课；最近一次阶段考试成绩也大幅度退步。经过老师了解后发现，原来小丽的父母因感情不和最近离婚了，为了分割财产，还发生了多次的争吵。在父母离婚后小丽就开始变得郁郁寡欢，并且完全集中不了注意力；她觉得父母都不管自己了，心里非常失落，在最难受的时候还试图用水果刀割自己的手臂。

2. **情景分析（6分钟）** 以分组讨论的形式，请各小组随机抽取一个场景，分析该场景下角色人物的处境，找出主角人物最关键的健康危险行为；并讨论该人物如何才能克服当前的处境；提示学生应结合上一个"问题树分析"活动中的思考，重点针对健康危险行为改变的最大阻碍因素，为该人物制定一个"健康计划"并帮助其实施。

3. **小组讨论及健康计划制定（22分钟）** 各小组分组讨论所聚焦的某个健康危险行为，并针对情景分析中的行为形成原因及可采用的干预手段或方案，通过以"×××的健康计划"为标题的海报（海报具体内容可参考下图），来演示人物的健康计划。重点应突出如何克服行为改变的阻碍因素。各组分组介绍或选择个别组进行健康海报展示和汇报。

创意海报：我的健康计划

一、健康目标

二、行动计划内容
（知识学习、态度转变与自我认知、行为实践、环境支持、监测评估）

三、行动计划实施步骤（具体的）

四、预期成果（短期目标、长期目标）

五、个人健康宣言

---

4. 培训教师小结(5分钟)

(1)对核心知识的总结:国内学者李宇阳在对大量相关文献进行综述后提出,个人健康责任这一概念主要涵盖了三个要点。①个人能认识到健康的重要性,包括其对健康和健康行为的认知程度;②个人在健康行为选择上的自主与自律,包括个人能动性和创造性发挥的程度;③个人对自身的健康结果负责,以及其能预见某些行为所产生的不良后果。大家应充分理解个人健康责任的这三层含义。

(2)对培训活动的总结:在今天的培训中,我们通过一系列情景(视频)展示活动,认识了健康危险行为,也深入探讨了如何通过设定目标、制订行动计划等来实现改变健康危险行为的目的。对于上面的情景中各个人物所面临的处境,应认识到:健康危险行为习惯一旦形成,要再停止和改变是非常不容易的;但如果有科学的方法,积极求助,还是可以成功的。但比改变这些健康危险行为更容易做到的是:积极学习并掌握健康常识,自觉维护自身健康,做个人健康的第一责任人,通过积极的健康行动,形成良好的行为生活方式,做一个对自己健康负责的人。

> ### 知识拓展
>
> 1. "个人健康责任"的提出背景　健康是促进人的全面发展的必然要求,是经济社会发展的基础条件,是民族昌盛和国家富强的重要标志,也是广大人民群众的共同追求。在我们关注健康、重视健康问题的同时,也应该认识到:健康既是一种权利,也是一种责任。
>
> 在《国家卫生计生委关于印发全民健康素养促进行动规划(2014—2020年)的通知》中,提到了正确认识健康的重要性、树立个人健康责任意识、倡导健康生活方式等工作内容,这是"个人健康责任"首次在政策文本中出现。随后,2016年的《"健康中国2030"规划纲要》明确指出:在个人层面要"强化个人健康责任,提高全民健康素养,引导形成自主自律、符合自身特点的健康生活方式"。近年来,我国政府在大力推进"健康

中国"建设的同时,也在加强个人健康责任意识方面一直不断做出努力。

2. "个人健康责任"的内涵 "个人健康责任"并没有统一定义;国内学者李宇阳在对大量相关文献进行综述后提出,个人健康责任这一概念主要涵盖了三个要点:①个人能认识到健康的重要性,包括其对健康和健康行为的认知程度;②个人在健康行为选择上的自主与自律,包括个人能动性和创造性发挥的程度;③个人对自身的健康结果负责,以及其能预见某些行为所产生的不良后果。

3. 青少年时期树立"个人健康责任"意识的重要意义 青少年时期是生理发育、心理成长的关键时期,也是形成良好行为习惯、树立个人健康责任的重要时期。既往研究表明,各类健康危险行为都以不同的方式和程度影响着青少年的健康,如吸烟、酗酒、不安全的性行为(特别是有HIV感染风险的性行为)、不良饮食行为、缺乏运动等,这些行为会直接或间接导致健康损害,并可能成为慢性病的发病危险因素,降低生命质量。

研究发现,青少年的健康危险行为与其个人健康责任意识密切相关:发生各种健康危险行为者往往就是缺乏个人健康责任意识的个体。因此,积极开展个人健康责任教育,对加强青少年人群的个人健康责任意识、预防和减少青少年健康危险行为的发生具有重要意义。

4. 健康行为及其相关概念 健康行为(health behavior)是指人们为了增强体质和维持身心健康而进行的各种活动。对于青少年群体而言,凡是对青少年健康、完好状态乃至成年期健康和生活质量造成直接或间接损害的行为,都可称为青少年健康危险行为(youth health-risk behavior)。

青少年常见的健康危险行为一般包括:①故意伤害行为:校内外斗殴、携带武器、有意念自杀、计划自杀等;②非故意伤害行为:骑自行车违规、不注意交通安全及个人安全、去非游泳场所游泳等;③精神成瘾行为:游戏成瘾、网络成瘾等;④物质成瘾行为:吸烟、饮酒、滥用药物或吸食毒品;⑤不健康性行为:过早开始性行为、不使用安全套、被迫发生性行为、非意愿妊娠等;⑥不健康饮食行为:节食、不合理的膳食等;⑦缺乏身体活动行为:体育锻炼时间过少、静态活动时间过长等。

5. 青少年的个人健康责任

(1)培养个人健康责任意识:个人健康责任意识的形成是一个不断积累的过程。对于青少年而言,个人健康责任意识可能同时受到个体自身主观能动性和外部环境的影响。强化青少年的个人健康责任意识,一方面是要加强健康相关宣传和教育,增强青少年对健康危险行为的认识,促使其主动避免危险行为;另一方面是要创造良好的社会氛围,例如营造支持性的社会环境,通过社区动员,号召社区成员包括家长以身作则,采纳健康的行为生活方式,营造良好的家庭和社会氛围;最后还可以通过家校配合,采用激励与惩罚的方式,制定健康的行为标准,对行为达标者进行奖励,对不达标的青少年则施以惩罚,通过行为激励的方式来促进青少年个人健康责任意识的提升。

(2)掌握健康知识及维护和促进健康的生活技能:开展形式多样、青少年乐于接受的健康教育活动,提升该群体的健康素养是提高个人健康责任意识的关键。2016 年 1 月 6 日,国家卫生计生委办公厅发布《中国公民健康素养——基本知识与技能(2015 年版)》,旨在帮助大众获取和理解基本健康信息和服务,并提高运用这些信息和服务维护、促进自身健康的能力。对于青少年而言,应全面知晓并掌握这些核心健康知识,并学习运用这些健康信息来维护和促进自身的健康,提升健康素养。

与此同时,通过适当的方式开展生活技能训练,对青少年人群也非常重要。生活技能反映了个体的综合心理素质,具备良好生活技能的个体能有效地处理和应对日常生活中的各种需要和挑战,并且在与他人、社会和环境的相互关系中,表现出适应和积极的行为能力。生活技能训练可帮助青少年远离健康危险行为,自觉维护个人健康。本书第四章有专门针对生活技能训练的内容。

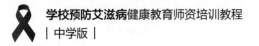
拓展与思考

1. 想一想 作为一名自律、自知、自爱、自强的中学生,如何从自身做起,积极践行预防艾滋病的行动?

2. 做一做 为班级设计一个校园预防艾滋病健康教育主题班会日活动,并利用班级和学校现有的资源,按照活动计划开展一次预防艾滋病健康教育主题班会活动。

第三节　健康家庭建设

艾滋病防控与其他疾病防控工作一样,是一个长期系统工程,需要个人、家庭和全社会担起责任共同参与。本节共 1 小时,首先是培训活动"爱的抉择",通过组织学员根据四个艾滋病家庭相关案例进行剧本桌面推演,让学员了解艾滋病病毒感染者和患者所在家庭所面临的困境和亟需的关注支持,引发对自身健康责任和家庭健康责任的思考。备选的三个培训活动则是通过观影赏析活动,使学员学习家庭功能、家庭支持系统、家教家风的基本内涵,让学员树立每个人都是健康家庭建设的第一责任人的意识,引导学员加深对健康家庭发展与个人健康发展相互作用关系的认识,充分认识到构建家庭成员间良好沟通机制、家庭支持系统的重要性,从而能在家庭发展或者个人发展遇到困难的时候,懂得自主思考和积极采取行动。

一、剧本桌面推演活动——爱的抉择

(一)活动目的

通过活动使学员尝试了解和感受艾滋病病毒感染者和患者所在家庭面临的压力,了解国家有关艾滋病救助的法律法规条款内容,加强反歧视、平等尊重的意识。

（二）活动时间

45 分钟。

（三）活动方法

头脑风暴法、小组讨论、辩论、桌面推演。

（四）活动准备

教学用必要的笔、白纸、卡纸,电脑视频播放器,按学员人数准备足够的大白纸。用于分组的印有《爱的抉择》的自制门票,可以用数字、字母或者颜色来区分不同组别。

（五）活动步骤

1. **导入（5 分钟）** 培训教师在黑板上写下"艾滋病病毒感染者和患者的家庭通常面对的压力有哪些?"这个问题,随后让学员思考并随机选取学员回答。

2. **观看案例（5 分钟）** 分别将四个经过改编的真实案例通过课件 PPT 展示。

案例一:有一位男士年轻的时候就被发现是艾滋病病毒感染者,由于他用药及时,后来组建了家庭,还有个健康的儿子。今年他的儿子 16 岁了,这段时间,有一件事情一直困扰着他,他想将这个患病的事实告诉他的儿子。他会怎样抉择呢? 他的儿子会怎样做呢?

案例二:有一位被前男友抛弃的女孩,更不幸的是,她怀上了前男友的孩子,她选择生下这个孩子,后来医生告知,她本人和孩子都被检出艾滋病病毒阳性。现在,她遇见了一位非常心疼她、会照顾她的未婚夫,未婚夫也知道她的患病情况,现在他们决定结婚,还准备生孩子。他们会不会把实情和他们的生育计划告知家人? 他们的家人会怎样做呢?

案例三:一位男大学生在校园自愿检测中,被告知感染了艾滋病病毒。他一直不敢告诉他的父母,在他母亲的一再强烈要求下,他终于承认并愿意接受治疗了。但是,他的父亲一直不肯接受他,他也一直不肯回家。这件事情令他的父母备受打击,他会怎样做呢? 他的父亲、母亲会怎样做呢?

案例四:一位中学生,她的父母因为艾滋病都去世了,她也不幸地成为艾滋病病毒感染者。起初她的舅舅一直供养她生活和学习,后来舅舅因为车祸离开了人世,舅母就再也没有供养她。爷爷奶奶、外公外婆已经年迈,没有能力再去抚养她。她马上就要读高中了,她很无助,她会怎么办呢? 她的同学和老师会怎样做呢? 她的其他亲人会怎样做呢?

3. 桌面推演(10分钟) 四个小组分别就四个案例做剧本推演,并将推演过程中可能会出现的不同状况、问题和结局用流程图、文字的方式呈现出来,并画在提前准备的大白纸上。

4. 分享(15分钟) 按小组轮流分享各自的剧本推演过程及结局,并做出一定解释。

♥ **教学提示**

1. 分享环节要控制每组发言时间。如果有小组成员需要特别发言,可以鼓励其课后向培训教师或者同伴分享。

2. 培训教师在各小组分享过程中尽量不干扰发言,每组分享发言结束后可根据实际情况进行必要的澄清。尤其是要引导学员正确对待讨论推演过程中不同的观点和看法。

5. 观看视频(5分钟) 观看体现反对歧视、关爱艾滋病病毒感染者和患者主题的公益宣传视频。

♥ **教学提示**

相关视频可以在中国疾病预防控制中心官方网站查询、观看。

6. 培训教师小结(5分钟) 可视学员课堂表现情况,参考以下要点进行教学活动小结。

◇艾滋病病毒感染者和患者需要被平等对待,他们所在的家庭同样需要。

◇艾滋病病毒感染者和患者家庭遭受的痛苦可能是不一样的,但是,对于他们来说,每一份关怀和照顾都很需要、很珍贵。

◇也许我们不能对艾滋病病毒感染者和患者的无奈、迷惘、无助、悲观感同身受,但最起码我们可以做到以平常心对待,不歧视,不妄加评论、批评或者指责。

◇全社会要倡导平等、公益、互助的理念,尽量地向有需要的艾滋病病毒感染者和患者家庭伸出支援之手。

◇一旦家庭成员不幸感染艾滋病,是较严重的家庭危机事件,更需要家庭成员共同积极面对困难。

◇共同遏制艾滋病流行是全社会的行动,每个人都是自己健康的第一责任人。

◇预防艾滋病首先从自己做起。需要每个人积极主动学习预防艾滋病的基本知识和技能,适时将艾滋病防治人人参与的理念传递给自己的家人、朋友、身边的人,尤其要主动思考,提高自己和家庭的健康素养,养成良好的生活行为习惯,远离不安全行为,共同筑起艾滋病防控网。

◇《中国遏制与防治艾滋病规划(2024—2030年)》对家庭预防艾滋病的传播提出明确要求:到2025年,艾滋病母婴传播率在2%以下,夫妻一方感染艾滋病家庭的配偶传播率在0.3%以下,到2030年持续保持。

二、电影赏析活动——亲情是一种力量(备选)

(一)活动目的

通过活动让学员初步了解家庭和家庭功能的基本内涵,觉察家人、家庭的亲情联系以及守望相助的力量,树立珍惜家庭、关爱家人的意识。

(二)活动时间

60分钟。

(三)活动方法

案例分享、电影赏析、小组讨论、讲座。

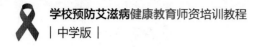
(四)活动准备

电影《送你一朵小红花》片段、电视剧《人世间》片段、电影《阿甘正传》片段,教学用必要的笔、白纸、卡纸,电脑视频播放器,按学员人数准备足够的大白纸,以及用于分组的印有《亲情是一种力量》的自制电影票,可以用数字、字母或者颜色来区分不同组别。

(五)活动步骤

1. **导入(3 分钟)** 回想曾经自己生病或者家庭成员患病时,家人互相支持的情形;并用一句话、几个关键词或者成语、图画的形式,在纸上写出当时或此时自己的心理感受。

2. **讲座(7 分钟)** 讲解家庭、家庭功能的基本概念和基本内容。

3. **观看电影片段(25 分钟)** 可结合活动时间,分别观看 2 个或者 3 个视频片段。

💗 **教学提示** ───────────────

(1)条件允许的情况下,课前所有参与者都全程观看整部电影后进行教学活动。培训教师可先介绍电视剧、电影的剧情、主要内容和人物关系。

(2)培训教师也可以自行选择合适的电影或电影片段。

(3)可选择以下片段:《送你一朵小红花》中,讲述患病男孩与大家庭亲人们聚餐时,谈到凑钱治病的片段。《人世间》中,老母亲昏迷数年后醒过来的片段。《阿甘正传》主人公长大后,战胜疾病获得冠军的片段。

───────────────

4. **小组讨论(20 分钟)**

(1)讨论议题内容:①当有家庭成员患病时,对家庭和个人的影响有哪些?②结合电影案例,讨论家庭功能体现在哪些方面? ③青少年作为家庭的重要成员,当遇到哪方面的问题时,应该主动寻求家庭的支持和帮助?

(2)讨论过程中,每组安排 1 ~ 2 名记录员和 1 名发言人。

(3)按小组轮流分享讨论,也可以在大白纸上用图画、文字的形式展示。

💜 **教学提示** ────────────────────

　　分享环节要控制好每组发言时间。如果有小组成员需要特别发言,比如分享自己家庭里或者自己身边发生的类似事件,也可以鼓励其在活动结束后向培训教师或者同伴分享。

────────────────────

　　5. **培训教师小结(5分钟)**　可视学员课堂表现情况,参考以下要点进行教学活动小结。

　　◇每个人或每个家庭或多或少都会遇到不如意的状况,面对这些不如意,家庭成员之间互相的情感支持、物质支持将会是渡过难关的关键一环,这也就是亲情的力量。

　　◇要珍视家人、家庭在个体生命中的重要地位和价值。每一位家庭成员,都要学会珍惜亲情、维护亲情,学会珍惜家庭、维护家庭。

　　◇要学习如何向家人表达自己内心的需求,与家人建立良性沟通的方式,家人在一起就是一种力量,这种亲情可以战胜生活的压力和困境。

　　◇家庭是每个人安身立命的基石。当我们快乐时,要懂得分享和感恩;当我们痛苦时,同样要懂得倾诉和寻求支持与帮助,不要封闭自我。

　　◇家人是每个人最强大的后盾,与家人建立、维护好互相关爱、互相信任、互相支持的关系,是每个人的成长命题,也是人生命题。而且这是双向奔赴,不仅仅是索取。

💜 **教学提示** ────────────────────

　　建议布置一次课后拓展活动,每位学员回家后召开一次家庭会议。会议主题是:孩子作为家庭成员,在什么情况下做决定前,要征求父母、长辈的意见?

────────────────────

三、电影赏析活动——我爱我家(备选)

(一)活动目的

通过活动让学员意识到每个人,尤其是儿童青少年,在自身家庭建设和发展中具有特殊地位和作用,学会分担责任,爱护自己,爱护家人,培养爱家为家的意识。

(二)活动时间

60分钟。

(三)活动方法

头脑风暴法、电影赏析、小组讨论。

(四)活动准备

动画《千与千寻》片段,教学用必要的笔、白纸、卡纸,电脑视频播放器,按学员人数准备足够的大白纸,以及用于分组的印有《我爱我家》的自制电影票。可以用数字、字母或者颜色来区分不同组别。

(五)活动步骤

1. **导入(5分钟)** 让学员在大白纸上画上家庭关系图,并标明家庭成员的不同角色和责任任务。

2. **观看电影片段(25分钟)** 选取播放2～3个动画《千与千寻》中的小女孩面对恐惧,勇于改变、勇于承担的片段。

💙 **教学提示** ───────────────────

建议培训教师对整个动画进行观看。如时间允许,建议课前组织学员全程观看后再回到课堂上做重点回顾观看。如无全程观看,培训教师应先介绍电影剧情主要内容和人物关系,再播放视频片段。

───────────────────────────────────

3. **小组讨论(25分钟)**

(1)讨论议题内容:①电影中小女孩身上有哪些优秀特质以及机智做法,帮助她最后救出她的父母?②小女孩战胜恐惧,解决困难,救出父母的信念来自什么?是否值得学习?③儿童青少年在家庭里应该承担什么责任?尤其是遇到家庭困境时,我们应该怎样积极面对?

(2)讨论过程中,每组安排 1 ~ 2 名记录员和 1 名发言人。

(3)按小组轮流分享讨论,也可以在大白纸上用图画、文字的形式展示。

💗 **教学提示**

分享环节要控制好每组发言时间。如果有小组成员需要特别发言,比如分享自己勇于承担家庭责任的事件,也可以鼓励给予其发言机会。

4. 培训教师小结(5分钟) 视学员课堂表现情况,参考以下要点进行教学活动小结。

◇个体发展与家庭发展息息相关。家庭中的每一个人的命运都是与家庭的命运紧密相连的,即学会保护好自己的健康,就是保护了自己家庭的健康。

◇每一位个体的改变,尤其是儿童青少年的改变,都会对家庭产生不可估量的影响。这些改变可能是好的,也可能是不好的。

◇每个个体在家庭的照顾爱护中不断成长。每个个体的成长和成熟,来源于对自我的正确认知,具有一定的思辨能力,做到自信、自立、自强,并愿意为自己和家人做出好的改变、好的选择。

◇每个家庭成员,都要首先认识到自己是自己人生的第一责任人,以及健康安全的第一责任人,自觉提高自我健康管理能力,督促自己做有利于自身健康和自身家庭健康的正确选择。

◇当父母出错的时候,作为子女,一方面要客观全面分析,尽量理解和接纳父母;另一方面,也需要冷静理性看待,如果是遇到危及个人切身利益和家庭切身利益的时候,挺身而出是一种勇敢正确的选择。同时,也要量力而行,学会寻求值得信任的人的支持和帮助来渡过难关。

💗 **教学提示**

建议布置一次课后拓展活动,每位学员回家后召开一次家庭会议。会议主题是:①和父母、长辈一起回顾家族中,长辈们曾经面对的危机事件和解决方法。②孩子作为家庭成员,平时能怎样帮助父母、长辈分忧。

如在家庭中的经济理财、家务管理、照顾老幼、情感和娱乐提供等其中一方面,孩子和父母已经承担家庭中的什么责任,各自应该承担责任的努力方向还有哪些?

四、电影赏析活动——爱永传,我的家(备选)

(一)活动目的

通过活动使学员了解良好的家教家风是个人健康发展和家庭健康发展的基础,家教家风是维持家庭系统的重要手段,树立自身参与传承和建设家教家风的责任意识。

(二)活动时间

60分钟。

(三)活动方法

电影赏析、小组讨论、冥想、思维导图。

(四)活动准备

电影《哪吒之魔童降世》视频片段、电影《摔跤吧,爸爸》视频片段、电影《奇迹男孩》视频片段,舒缓音乐音频,教学用必要的笔、白纸、卡纸,电脑视频播放器,按学员人数准备足够的多种颜色的心形或者花形易贴标签纸、大白纸。用于分组的印有《爱永传,我的家》的自制电影票,可以用数字、字母或者颜色来区分不同组别。

(五)活动步骤

1. **导入(5分钟)** 培训教师提前通知学员准备好关于自己家庭家教家风的故事、小作文、手抄等。由2~3位学员自愿上台进行分享展示。

2. **观看电影片段(12分钟)** 分别播放2~3段不同的反映亲子关系、

兄弟姐妹关系冲突或和解的电影视频片段,如《摔跤吧,爸爸》视频片段、电影《奇迹男孩》视频片段、电影《哪吒之魔童降世》视频片段。

💜 **教学提示** ────────────

（1）条件允许的情况下,课前所有参与者都全程观看整部电影后再进行教学活动。如未观看整部电影,培训教师可先介绍电影剧情主要内容和人物关系。

（2）培训教师也可以自己选择合适的电影或电影片段。此处推荐的外国电影是为了提供全面视角。

3. 小组讨论(20 分钟)

（1）讨论主题内容:①电影中,子女、父母角色身上可贵的品质有哪些? 另外,有哪些行为不可取? ②父母与子女的关系、兄弟姐妹的关系出现波折的时候,他们是怎么做的? 哪些方法可以借鉴? ③电影中不同家庭中,优良的家教家风概括起来有哪些? 这些良好的家教家风对电影里的个人和家庭产生着怎样的影响?

（2）讨论过程中,每组安排 1 ~ 2 名记录员和 1 名发言人。

（3）按小组轮流分享讨论结果,也可以在大白纸上用图画、文字的形式展示。

💜 **教学提示** ────────────

分享环节要控制好每组发言时间。如果有小组成员需要特别发言,可以鼓励其课后向培训教师或者同伴分享。

4. 冥想与绘图活动(20 分钟)
播放一段 2 ~ 3 分钟舒缓温情的音乐,引导学员在音乐中放松全身心,静静想象自己最希望看到的家庭温馨画面,也可以是自己以后组建的小家庭、大家庭的温馨画面。冥想结束后,学员在大白纸上先画好一个房子、一棵树、一个心形等形状的图形,再贴上或者写上关于自己崇尚的家教家风的词句。

5. **培训教师小结(3分钟)** 可视学员课堂表现情况,参考以下要点进行教学活动小结。

◇追求幸福是每个人的权利,建设健康家庭是每个人和每个家庭追求幸福的重要目标。传承良好的家风家教,是健康家庭建设的重要内容,能让每个人都拥有健康幸福美好的家庭,同时拥有健康幸福美好的人生。

◇家教家风是维持家庭支持系统的重要纽带和桥梁。拥有良好的家教家风,不仅代表着家人之间相亲相爱、守望相助的情感维系和精神力量,也意味着家庭支持系统优越完善,家庭沟通机制健全和谐,所有家庭成员将因此受益终身。

◇要自觉主动传承中国优秀的家风家教传统,包括爱国爱家、以德为先、向上向善、严以修身、平等团结等。

◇不管是成年人还是未成年人,都要不断学习和思考,怎样更好地保护自己和维护家庭,做一个既懂得爱自己又懂得爱护自己家庭的人,从而幸福生活,快乐工作,奉献社会。

♥ **教学提示** ─────────────────────

　　建议在课后安排拓展活动,主持一次家庭会议,分享本次课堂活动内容和感想。讨论主题是:①孩子最喜欢听到父母的什么话语,父母最喜欢听到孩子的什么话语? 孩子最不喜欢听到父母的什么话语,父母最不喜欢听到孩子的什么话语? ②家人间怎样能更好地相处、相知、相爱和相助。③怎样建设和继承良好的家教家风。

───────────────────────────────────

知识拓展

　　1. 家庭的概念和地位 "家是最小国,国是千万家"。家庭是由婚姻、血缘或者收养关系组成的一种社会基本单元。自古以来,家庭承载着生命繁衍、精神文化传承、物质资源满足、社会生活运行的功能和意义。习近平总书记强调:"无论时代如何变化,无论经济社会如何发展,对一个社会来说,家庭的生活依托都不可替代,家庭的社会功能都不可替代,家庭的文明作用都不可替代。"对国家而言,只有家庭的幸福美满,才有社会的融洽和美。

2. 家庭功能和家庭类型　从微观角度来看,家庭的主要功能包括以下方面:一是经济功能,即家庭收入和消费以满足家庭成员衣食住行等基本生活的需要;二是生育功能,即满足生育繁衍下一代的需要;三是教育功能,主要是亲子教养、未成年人社会化;四是娱乐和感情功能,即实现家庭成员间最充分的思想感情交流;五是赡养功能,即抚养子女和赡养老人;六是健康功能,既有产生健康影响又有健康支持保障。从社会学角度分析,家庭结构既有传统类型,也有非传统类型。传统类型将家庭分为核心家庭、主干家庭、联合家庭和其他家庭。非传统类型将家庭分为单身家庭、同性恋家庭、非婚同居家庭、单亲家庭、丁克家庭。家庭对于每个个体来说,是出生后第一个学习、生活的场所,个体在家庭的养育下逐渐成长,家庭支持系统为个体社会化做好准备,提供了必要的条件,包括经济支持、情感支持、教育支持、身心保护等。

3. 家庭健康发展与个体健康发展的关系和作用　健康家庭是指家庭成员履行自身健康第一责任,掌握必备的健康知识和技能,践行文明健康绿色环保生活方式,传承优良家教家风,家庭环境卫生健康,家庭成员身体、心理和社会生活处于良好状态的家庭。家庭系统本身是一个靠家庭关系、家庭制度、家教家风等规则模式维护自身内在稳定的系统。只有当家庭的各项功能相互配合、相互补充并维持良好平衡时,家庭整体健康发展与个体健康发展才可以实现。如果家庭遭遇变故,无疑会对家庭结构和功能造成影响,从而影响到家庭关系、家庭生活,直接或间接地影响到家庭成员。健康和谐家庭建设的目标是实现个人健康发展和家庭健康发展的良性循环,其中包括个人自身和谐,个人与家庭和谐,个人、家庭与环境和谐。个体无论是在何种家庭中生活,无论是什么年龄、性别,都是家庭中重要的一员,都是健康和谐家庭建设的第一责任人。

4. 儿童青少年与家庭支持系统的关系和作用　家庭是人们最基础的婚姻、经济和社会生活单位,家庭中的每一位成员具有不同的角色和价值。处于青春期的儿童青少年,身心生长发育加速,处于全生命健康周期的第二关键期,也处于生命健康观、社会行为规范形成的关键期。很多研究已经表明,家庭结构、家庭关系、家庭社会经济地位、家庭居住环境等都是儿童青少年健康行为和健康结局的重要影响因素。因此,改善和加强家庭功能支持系统,增强儿童青少年自主应对环境暴露、疾病流行、人际交往和学业任务的不同压力的信心和能力,对其身心健康促进、实现全面发展有着十分重要的意义。同时,儿童青少年本身是家庭维系的重要纽带、黏合剂,其在家庭调适中的作用不可忽视,发展儿童青少年参与健康维护、家务管理、家庭决策、理财经济的责任和技能显得十分重要。根据联合国《儿童权利公约》,全世界儿童享有生存权、发展权、受保护权和参与权。作为儿童青少年,需要不断成长和学习,同时在家庭中也要学习如何照顾和保护自己、关心父母和兄弟姐妹、适应家庭和社会规范。每个人在成年之前,父母或者法定赡养人是监护人,监护人肩负着养育子女、维系家庭的责任。成年后也并不代表着可以独立于家庭之外,而更应该在家庭中承担起更多的责任。如果遇到家庭功能支持缺失,尤其是面对经济困顿、家人患病、亲子矛盾、家庭暴力、父母离异等家庭危机、家庭问题的时候,更需要引导儿童青少年理性对待和正确处理,可以从自我觉察、客观分析、换位思考、自主决策、适当求助等环节切入。

5. 良好家教家风的内涵和作用　家庭也是一种社会制度,可以说,家庭制度就是社会制度的一个组成部分。家庭制度通常由一定文化背景下的道德和法律约束形成,这种家庭成员共同遵循的规则,维护着家庭功能、家庭关系、家庭结构,发挥了一定的社会功能。《中华人民共和国家庭教育促进法》第三条明确规定,家庭教育以立德树人为根本任务,培育和践行社会主义核心价值观,弘扬中华民族优秀传统文化、革命文化、社会主义先进文化,促进未成年人健康成长。良好的家教家风,是家人之间相亲相爱、守望相助的情感维系和精神力量,也意味着家庭支持系统优越完善,家庭沟通机制健全和谐。良好的家教家风对家庭成员的个人身心健康和人格成长起着关键作用,更关系着每个家庭的命运和福祉。中华民族历来重视家庭教育,当今社会,人们越来越认识到优良的家教家风是中华民族传统美德、国家文明发展的重要组成部分。中华民族传统美德,包括爱国爱家、家和万事兴,尊老爱幼、妻贤夫安,母慈子孝、兄友弟恭,耕读传家、勤俭节约,知书达礼、遵纪守法等。新时代文明健康家教家风应该在结合中华民族传统美德的基础上,继续弘扬和传承,每个人都要身体力行,积极传递严以修身、向上向善、尊老爱幼、男女平等、夫妻和睦、勤俭持家、邻里团结的观念,倡导忠诚、责任、亲情、学习、公益的理念,主动为家庭谋幸福、为他人送温暖、为社会作贡献。因此,全社会都不应该歧视艾滋病感染者和艾滋病患者家庭,包括受艾滋病家庭影响的儿童,应该积极营造更多的支持性环境以帮助他们渡过心理难关,面对外界压力和经济负担。

6. 家庭沟通机制　家庭成员之间应该互相理解支持,互相关心爱护,平等沟通协商。良好的家庭沟通机制可为个体提供情感的支持和理解,使他们在面对压力时能够感受到家庭的温暖与力量,从而更有效地应对挑战。在家庭重大事件中,开放的沟通有助于共同决策和分担责任,增强家庭的凝聚力和适应能力,确保每个成员都能在困难时刻(如家庭成员中有人确诊艾滋病病毒感染)得到必要的关怀与帮助。

7. 家庭会议　家庭会议是目前被广泛运用推广的家庭活动,也是家庭的良好沟通机制之一,它是可以实现家庭成员间相互表达感恩、分享信息、交流思想、解决冲突、共同成长的良好机会和有效方法。家庭会议可以轮流由父母或者孩子做主持人、登记人、组织人,具体开会的时间和地点可以相对固定,也可以围绕父母和孩子当下实际需要考虑讨论的议题内容来安排。家庭会议的议题内容,可以是回顾过往、展望未来,也可以是解决一个具体的实际问题,比如秋游计划、暑假运动计划、近期亲子矛盾等。家庭会议开始前,可以营造宽松舒适的交流谈话环境氛围,比如安排些茶点、小零食等;结束后,可以安排一些亲子游戏、亲子共读、亲子户外活动。家庭会议的模式是多样的,只要能进行下去的,就是好的模式,不必拘泥于固定程序。如果是初次组织,可以参考以下步骤安排。

(1)开场环节,说说最近家人令自己感动的一句话或者一件事情。

(2)分享各自在学习和生活上取得了哪些进步和心得体会。

(3)共同讨论确定家庭会议的议题。

(4)围绕议题温和地交换意见,最后达成共识并写下解决方案。

(5)结束环节,亲子活动。

家庭会议的环节不需拘泥于前后顺序,可根据自己家庭的实际情况调整。现实生活中,家庭会议在增加亲子交流,改善亲子关系、夫妻关系,调适家庭系统,增益家庭成员健康成长和幸福感增值方面的效果,不断得到验证。

8. 有关艾滋病题材的影视作品 《最爱》《费城的故事》《艾滋病患者》《平常的心》《达拉斯买家俱乐部》《世纪的哭泣》《红丝带》《春暖花开》等。

拓展与思考

1. 想一想 艾滋病病毒感染者或患者的家庭应该怎样为感染者或者患者提供更多支持?

2. 做一做 浏览了解我国《艾滋病防治条例》关于艾滋病病毒感染者、艾滋病患者救助的内容。

3. 想一想　不同国家、不同民族、不同文化背景下,艾滋病患者、艾滋病病毒感染者家庭面对的压力会有何不同?

▶▶ 章末小测试

一、单选题

1. 以下哪项不是人类新生命孕育的四个主要过程之一? (　　)

   A. 组建家庭　　　　　　　B. 形成胚胎

   C. 形成胎儿　　　　　　　D. 分娩

2. 以下哪项描述是正确的? (　　)

   A. 一个人做出伤害自己的行为是可以得到允许的

   B. 一个人做出伤害他人的行为是可以得到允许的

   C. 一个人的生命对整体人类来说是没有什么意义的

   D. 每一个生命都应被尊重,并得到关爱

3. 个人健康责任意识不强将可能导致下面哪种情况发生? (　　)

   A. 个人活动范围扩大

   B. 个人自由度提高

   C. 可以提高自主能力

   D. 发生健康危险行为的可能性增加

二、多选题

1. 在性行为中正确使用安全套的作用包括以下哪几项? (　　)

   A. 可以避免意外妊娠

   B. 可以预防艾滋病和性传播疾病

   C. 增加麻烦

   D. 避免身体直接接触

2. 个人的健康责任具体是指以下哪些方面？（ ）

   A. 个人能认识到健康的重要性

   B. 个人在健康行为选择上能自主与自律

   C. 个人能随意参与各种自己感兴趣的活动

   D. 个人能预见某些行为对健康所产生的不良后果

3. 家庭的主要功能包括以下哪些方面？（ ）

   A. 经济功能

   B. 生育功能、赡养功能

   C. 娱乐和情感功能

   D. 健康功能、教育功能

三、判断题

1. 发生无保护的性行为，既是感染艾滋病病毒的高危行为，也是对自己健康不负责的行为。

2. 良好的家教家风对家庭成员的个人身心健康和人格成长起着关键作用，更关系着每个家庭的命运和福祉。

3. 全社会都不应该歧视艾滋病病毒感染者及其家庭，不应该歧视艾滋病患者及其家庭，包括受艾滋病家庭影响的儿童。

参考答案

一、单选题 　1. A；2. D；3. D。

二、多选题 　1. AB；2. ABD；3. ABCD。

三、判断题 　1. 对；2. 对；3. 对。

▶▶ 参考文献

[1] 国家卫生和计划生育委员会. 国家卫生计生委关于印发全民健康素养促进行动规划（2014—2020 年）的通知 [Z/OL]. (2014-05-09)[2024-07-04]. http://www.nhc.gov.cn/cms-search/xxgk/getManuscriptXxgk.htm?id=218e14e7aee6493bbca74acfd9bad20d.

[2]　中共中央,国务院."健康中国2030"规划纲要[Z/OL].(2016-10-25)[2024-07-04].
　　　https://www.gov.cn/zhengce/2016-10/25/content_5124174.htm.

[3]　李宇阳,郁希阳.个人健康责任的内涵、理论基础、影响因素与政策应用研究[J].宁夏
　　　社会科学,2019(6):117-124.

[4]　江欣悦,刘拽花,徐钟庚.艾滋病与艾滋病家庭研究进展[J].中国艾滋病性病,2017,
　　　23(7):674-677.

[5]　周华珍,张树辉.中国青少年健康行为研究:基于13个省份的调查数据分析[M].北
　　　京:社会科学文献出版社,2022.

[6]　汪卫东,单志艳.家庭发展学[M].桂林:广西师范大学出版社,2021.

[7]　于光君.和谐家庭建设研究:基于社会学的视角[M].武汉:武汉大学出版社,2020.

第六章

参与式教学方法的教学设计与练习

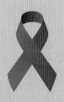

培训目标

1. **知识目标** 区别传统教学理念和参与式教学理念的差异；说出应用参与式教学方法需具备的培训教师素质；写出参与式教学常用的活动和教学工具。

2. **态度目标** 愿意将参与式教学方法在预防艾滋病教育和健康教育中实践；体会参与式教学方法创设的学习氛围，引导积极思考和集思广益的效果。

3. **技能目标** 积极体验参与式教学活动，并思考教学活动与教育内容的关系；设计预防艾滋病教育中的小组讨论、主题游戏、角色扮演、情景分析等教案；选择一项教学内容进行模拟教学。

推荐学时

5 小时

培训内容

不同主题培训内容的培训方法及学时分配见表 6-1。

表 6-1 "参与式教学方法的教学设计与练习"培训内容

主题	推荐培训（教学）方法	学时 / 小时
健康教育与健康传播	头脑风暴、小组讨论、讲座等	1
参与式教学的理念与方法	专题讲座、角色扮演、小组活动等	2
培训教师应具备的素质和教学准备	小组讨论	1
设计教学活动和模拟练习	分组设计与防艾、性教育有关的教学活动	1
学时小计		5

关键词

参与式健康教育方法;培训教师素质;设计禁毒防艾教学活动

核心信息

1. 健康教育与健康传播。
2. 参与式教学的理念和方法。
3. 培训教师应具备的素质和教学准备。

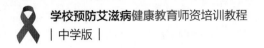

第一节　健康教育与健康传播

无论是在《体育与健康》课程知识学习还是日常健康教育活动中,培训教师和学员都是其中的重要参与者和受益者。本节共 1 小时,推荐的第一个培训活动可以为培训师资所用,也可以在学生课程中使用,以让师生们初步了解媒介和信息素养与健康素养之间相辅相成的关系,从而引导他们积极参与健康教育与健康传播活动。第二个培训活动主要推荐作为师资培训使用。

一、健康传播的第一关

(一)活动目的

通过培训活动,让学员认识到作为健康传播者具备一定媒介素养的重要性,初步掌握怎样获取专业权威的医学信息和健康知识。

(二)活动时间

30 分钟。

(三)活动方法

头脑风暴法、小组讨论、讲座。

(四)活动准备

教学用必要的笔、白纸、卡纸、电脑、投影仪等,按学生人数准备足够的 A3 白纸,教学用 PPT。

(五)活动步骤

1. **导入(8 分钟)** 培训教师列举以下 4 个医学信息,组织学员指出信息正确与否,并简要说一说信息错误混淆对个人生活及社会的影响。

(1)某地传出,有很多沾染了艾滋病病毒的针筒散落在垃圾堆里,有环保工人因此感染了艾滋病。

(2)鸡尾酒疗法可以治疗艾滋病。

(3)国家对艾滋病患者及艾滋病病毒感染者实行"四免一关怀"的政策。

(4)艾滋病是猴子传染给人的,不要碰猴子。

💙 **教学提示** ————————————————————————

(1)列举的案例要隐去人名、地名、人脸等,以免引起麻烦。呈现案例的方式可以有多种,文字、图片、视频均可。建议要有1个正面例子,以作区分。

(2)培训教师可在学员分享后进行一个小结。如:学员们,主动获取或者接收科学准确的健康信息都是提升自身媒介与健康素养的行为。但在如今这种信息大爆炸时代、自媒体时代,真假混淆的健康信息充斥着我们的生活。作为健康传播者,我们一方面应该防止散播医学谣言、信息谣言;另一方面,也要知道获取科学权威专业的健康科普信息的途径,做合格的健康传播者。

以上的案例列举、小结内容仅提供一个思路,培训教师可以根据活动实际开展情况以及"知识拓展"中的知识点设计和撰写小结内容。

————————————————————————————————————

2. 小组讨论(15分钟) 学员分组讨论以下议题。

(1)获取健康信息和学习健康知识对健康素养、健康行为有哪些积极影响?

(2)各自分享已经关注的有关健康信息传播的平台新媒体有哪些?

(3)哪些渠道获取的健康信息可信度高?

讨论结束后,各小组分组汇报讨论小结。

💙 **教学提示** ————————————————————————

培训教师根据各小组的汇报情况,加以总结提炼和补充。如,主要可以通过以下渠道获取权威科学的医学知识和健康信息。

(1)各级卫生健康委、市场监督管理局的网站、公众号。

(2)各级疾控机构、健康教育机构、结核病防治机构、艾滋病防治机构、卫生监督机构的网站、新媒体。

（3）医院的网站、新媒体。

（4）知网、各级图书馆网站和新媒体、各级科学技术协会科普网站和新媒体。

（5）正式出版的医学类教科书、医学期刊。

另外要注意的是，在查询健康信息的过程中，要留意网站和新媒体的注册信息、许可信息；尽可能找到专业医疗机构的医务人员面对面咨询健康问题，避免自己看不懂、理不清而错过诊治时机，或者做出不利于健康的选择。我们作为健康信息传播者，传播的信息出处尤其要严格把关，这是最关键、最重要的"第一关"，也是健康传播者的职业操守、职业道德，不能无中生有、张冠李戴、夸大其词、闪烁其词、以偏概全。

以上的小结内容仅提供一个思路，培训教师可以根据活动实际开展情况以及关键知识点自行设计和撰写小结内容。

---

3. **讲座（7分钟）** 培训教师简单介绍科学素养、信息素养、媒介素养的概念和含义，并作小结，引导学员（参与者）学会正确选择权威渠道，获取专业的医学知识和健康信息，遇到困扰及时到专业机构咨询。

PPT展示科学素养、信息素养、媒介素养的概念和含义。《全民科学素质行动计划纲要（2006—2010—2020年）》规定："公民具备基本科学素质一般指了解必要的科学技术知识，掌握基本的科学方法，树立科学思想，崇尚科学精神，并具有一定的应用它们处理实际问题、参与公共事务的能力。"有学者指出，科学方法、科学知识、科学精神是构成科学素养的三要素。信息素养是指通过一定来源获得信息并利用信息进行研判、处理后，进而解决问题的能力，也包括主动获取信息的意识、获取信息的能力、评价信息的能力及应用信息的能力。媒介素养是指人们在媒介认知、安全、情感、使用等方面的素质与能力。2013年，联合国教科文组织提出媒介与信息素养的概念，将其定义为"一组赋权公民的能力，包括以批判的、伦理的和有效的方式去接近、获取、理解、评估、利用和创造以及分享信息和分享各种形式媒介的内容的能力，使之能够参与或从事个人的、职业的社会活动"。

♥ **教学提示** ————————————————

　　1. 培训教师小结　同学们,健康信息传播在健康教育和健康促进中发挥着巨大作用。健康信息传播的效果有赖于个体和社会的有效参与,其中关键的一个前提就是,作为传播者或者受传播者都应该具有一定的科学素养、媒介与信息素养,学会获取、甄别、利用那些来源权威、价值取向不偏颇、知识准确科学的健康信息或医学常识。当今社会,每个人都在信息海洋里,要保持清醒的头脑,不做健康信息"糊涂人",就必须平时多学习、更新科学健康知识,通过正式渠道学习新理论和新方法,避免传递滞后信息、错误信息甚至谣言,不要误导自己和他人;多与热爱学习、崇尚科学的同伴交流,遇到新问题积极正面讨论,兼听则明;多关注专业机构的医学辟谣信息,并积极传递给身边的人,营造良好的健康信息氛围;遇到关系到自身和家人切实利益的问题,一定要及时寻求正规医疗机构专业人员的帮助。

　　2. 以上的小结内容仅提供一个思路,培训教师可以根据活动实际开展情况以及"知识拓展"中的知识点自行设计和撰写小结内容。

　　3. 如果是面向学生授课,可重点从信息与媒介素养是健康素养的重要组成部分这个方面进行小结。

二、健康传播的制胜关

(一)活动目的

通过设计一份适用于中学的"世界艾滋病日"健康传播活动方案,使学员知道健康传播效果的影响因素,熟悉学校预防艾滋病健康传播的主要形式和内容。

(二)活动时间

30分钟。

(三)活动方法

案例、讲座、头脑风暴、小组讨论。

(四)活动准备

教学用必要的笔、白纸、卡纸,电脑、投影仪等,按学员人数准备足够的 A3 白纸。

(五)活动步骤

1. 导入(5 分钟) 展示一张预防艾滋病的宣传栏图片以及一张预防艾滋病的宣传海报,组织学员观看并进行案例点评,培训教师进行小结,加以引导。

♥ **教学提示** ————————————————————————

(1)选择的宣传栏图片尽量文字很多,配图较杂乱;而宣传海报最好是主体突出,吸引人,有很强的感染力,传播的信息科学清晰。

(2)健康传播材料设计和健康传播活动设计截然不同。显然,健康传播活动设计可以包含健康传播材料设计。平面健康传播材料是学校使用最多的,要把传播材料设计得有传播实效,要在内容和形式上花工夫。一方面要充分考虑受众知识技能方面的实际需求,内容要科学简洁、具体易懂,表达要准确清晰、有说服力;另一方面更要考虑心理、审美需求,图文设计要有一定的艺术美感,在视觉上留下深刻印象,同时能引发情感共鸣。最关键的是,要以正面宣传为主,避免有异议、歧义的传播内容。

————————————————————————

2. 讲座(8 分钟) 结合 PPT 讲授健康传播活动设计的基本步骤和基本要求。

♥ **教学提示** ————————————————————————

PPT 展示健康传播活动设计的基本步骤和基本要求

第一步,开展背景分析和需求分析,即明确要解决的问题。结合上级部门政策要求,针对学生目标人群身心发展规律特点,以及有关预防艾滋病方面知信行等各方面的短板和需求进行分析,以便更好地确定活动主题和传播内容的方式。同时也可以评估传播活动的必要性、可行性和可操作性。

第二步,明确主题。主题要明确,可以是最重要、最容易记住、最有用的信息,制定主题时要结合活动目的,比如提高哪方面的健康理念、健康认识,或是提升哪方面的健康技能,提升哪些健康行为等,另外要充分考虑受众的接受程度,还要与当地医疗保健服务和政策相匹配,即充分考虑可行性。

第三步,设计好活动名称,要紧扣主题,容易传播,特色鲜明,言简意赅。

第四步,确定目标人群和活动目标,比如通过传播活动,使目标人群的知识、态度、技能和行为方面能达到哪些预期改变。

第五步,传播内容的选择,一般以权威机构公布的核心信息内容为主,正面且科学,符合目标人群的社会生活经验。

第六步,确定传播活动形式。比如根据不同的目标人群特点、活动资源支持程度、预期传播效果等确定选择采用人际传播或大众传播等方式。

第七步,做好经费预算,包括活动组织需要的人力物力费用测算、活动宣传费用测算、活动评价费用测算等。

第八步,制定质量控制和活动评价框架。

第九步,制定活动日程安排和人员安排。

---

3. **小组讨论和分享**(15分钟) 各小组根据某年的世界艾滋病日主题或者"防艾国十条"核心信息,围绕背景分析、活动主题、活动对象、传播材料内容或传播途径等进行讨论,并用绘图、图表、思维导图等图文并茂的方式展示各自小组的活动设计。

💟 **教学提示**

(1)由于时间关系,活动经费、质量控制和活动评价可不做过多分享介绍。

(2)在各小组分享活动方案的过程中,引导介绍活动的优点和亮点、组织过程中的难点和注意事项等。

---

4. **培训教师小结**(3分钟) 根据学员设计和分享方案的表现,给予肯定和鼓励。重点强调传播内容和形式怎样与受众对象特点、实际环境条件相适应,并根据过往经验及时调整等,以达到最佳的传播效果。

知识拓展

1. 健康素养　健康素养已经被认为是重要的公共卫生问题。世界卫生组织的研究结果表明,健康素养是健康的重要影响因素,同时也是预测人群健康状况的敏感指标,与人均期望寿命、生命质量有密切关系,提升公众健康素养将有利于减少健康不公平、降低社会成本。1998 年,世界卫生组织从公共卫生角度将健康素养的定义诠释为:一种可以决定个体具有动机和能力获取、理解和利用信息,促进并维护健康的认知能力和社会技能。国内较为普遍的健康素养概念解释,则指个体获取和理解健康信息和服务,并运用健康信息和服务做出正确选择决策,从而维护和促进自身健康的能力。杨金侠等将健康常识、健康理念、健康技能和健康行为界定为健康素养的四个内涵,而且这四个维度是相互作用的动态过程。从公共卫生视角来看,健康素养是个体和群体防控疾病、促进健康的一种素质表现,这种素质是个体、家庭、社区、社会、环境等多因素综合作用的结果;它也是个体全面发展的重要组成部分,同时能反映个体与社会、环境的健康互动关系。

我国居民健康素养监测工作自 2012 年启动,监测内容包括了科学健康观、传染病防治素养、慢性病防治素养、安全与急救素养、基本医疗素养、健康信息素养六个方面。2016 年颁发的《"健康中国 2030"规划纲要》将"居民健康素养水平"作为健康中国建设的 13 个主要指标之一,到 2022 年和 2030 年,全国居民健康素养水平分别不低于 22% 和 30%。2008 年,卫生部公布了《中国公民健康素养——基本知识与技能(试行)》,提出中国城乡居民应具备的 66 项健康素养子目标,并结合时代发展需要不断更新。比如,在已经公布的《中国公民健康素养——基本知识与技能(2024 年版)》(简称"健康素养 66 条")中,第十一条核心信息为,艾滋病、乙肝和丙肝通过血液、性接触和母婴三种途径传播,日常生活和工作接触不会传播。

在开展健康教育工作时,"知信行模型"是基本遵循之一,即健康教育的目的是传播科学健康知识,树立正确健康观念,养成良好健康行为。因此,健康教育工作的效果评价通常围绕着健康知识知晓率、健康行为形成率等进行,然而实践证明,这些评价指标往往不能很好地反映个体、人群的实际健康技能水平以及真实健康状态。随着健康教育学科的发展,以及对社会学、人类学等多学科的交叉运用,健康素养的定义和内涵不断深化扩展,健康素养水平这一指标在衡量个体、人群健康技能水平方面呈现很大优势。

2. 健康行为　随着环境气候的变化和经济社会的发展,人类疾病谱不断演变,疾病防控、医疗服务和健康促进面临着不同风险和挑战。从公共卫生视角来看,健康决定因素主要包括生物学因素、行为生活方式因素、物质环境与社会环境因素以及医疗卫生服务因素。世界卫生组织的研究表明,行为生活方式因素对健康的影响显示出更多的暴露效应。可见,改变不良健康行为,建立良好健康行为是维护个体、人群近期健康和远期健康的关键手段。良好健康行为指有益于健康的行为,比如定期体检、每天户外活动 2 小时、注意饮食营养均衡、正确使用安全套等。不良健康行为指无益于健康的行为,比如高糖高脂饮食、过早发生性行为、多性伴、静坐时间过长、熬夜、不合理用药等。儿童青少年处于生命早期,其健康基础关系到全生命周期健康,由此可见,处于青春期这一发展关键期的青少年健康行为的养成教育非常重要,且具有深远意义。青少年健康风险监测近年来备受关注,并作为推动制定和促进调整青少年教育政策、健康政策的参考依据。国内一项大型长期学生健康风险行为监测报告显示,中国儿童青少年普遍存在不健康生活方式,且心理健康问题高发,青少年性成熟年龄不断提前,而对应的性教育、咨询和治疗服务却非常滞后,这一问题不得不引起重视。

现代社会生态学说倾向于诠释在健康行为、健康素养、健康结果发生进展中,人与环境的交互关系和机制,亦逐渐被普遍认可。现实生活中,人们的行为和环境之间往往存在着相互作用,行为是环境的产物,同时行为也对环境产生影响。越来越多的研究证明,青少年个体健康行为将伴随终身发展,有着性别、年龄、地区差异,且与其所处时代背景、社会经济地位、健康环境、健康服务等有着紧密联系。健康行为理论研究的深化为健康行为解释和健康行为干预提供了强有力的支撑,其中社会行为理论模型让我们意识到,健康行为基于个体自身行为,亦属于社会行为。当今国际上已将实施社会行为干预作为医疗康复、疾病预防和健康促进的重要目标和内容。大量的健康行为实证研究结果显示,个体、人群的健康行为改变策略,需要多维度不同水平的干预,才可能获得成功。换言之,以上策略同样适用于开展学校预防艾滋病健康教育实践情境,比如在学生群体中推广学习生活技能,注重学生的社会情感能力提升,而不仅限于将预防艾滋病的医学常识传播给学生,这样做对安全性行为观念和安全性行为的养成和巩固大有裨益。另外,教会学生如何承担家庭责任,构建良好的家庭沟通模式,做出有利于家庭和个人的选择,可以让他们学会分享健康决策和健康责任,而不仅仅孤立地思考和解决健康风险。

3. 健康教育与健康促进　健康教育与健康促进是公认的通过行为改变达到正向健康效应的疾病预防手段,也日益成为有效健康治理的基础性策略。尤其是在2020年新型冠状病毒感染疫情初期,我国教育系统针对新型冠状病毒感染疫情防控及早展开的一系列健康教育行动是卓有成效的。健康教育与健康促进在解决青少年艾滋病传播等传染病防控问题,以及其他亟待解决的,比如伤害、烟草、近视和肥胖等危害儿童青少年身心健康的非传染病防控问题方面同样发挥着重要作用,并同样显示出低成本、高效益的特点。动员更多的政府部门、专业机构、社会组织或者志愿者加入健康教育与健康促进列中来,一方面有利于集中更多资源解决健康问题、减少疾病负担和提升生活质量,另一方面对促进社会经济发展、提升社会文明程度也将产生重大深远影响。党的十九大提出实施健康中国战略,健康中国行动规划包含了实施健康知识普及行动、实施传染病及地方病防控行动等 15 项健康教育与健康促进具体行动。

健康教育是通过有计划、有组织、有系统的社会教育活动,促使个体或群体形成有益于健康的行为和生活方式,消除或者减轻影响健康的危险因素,达到预防疾病、促进健康和提高生活质量的目的。健康教育不同于健康宣教,其内涵不仅仅是传播健康信息,还包括运用社会学和流行病学,通过调查研究、综合干预、组织评价等一系列措施,实现个体和人群的健康理念强化、健康技能获得、健康行为改变效果。可以说,行为干预是健康教育的核心任务。从理论上来看,健康教育和健康促进有所区别,但是在实际运用中,行为改变不仅仅依靠健康教育,人际交往、社会规则、历史文化、社区组织、政策改变和服务提供等环境因素无一不对行为改变产生影响。举例来说,仅仅通过开展健康讲座让学生学习了预防艾滋病的知识和技能,如果在现实生活中的环境和服务方面没有做出相应调整,仍然难以达到使其做出有利于安全健康的决策的目的。

在设计健康教育和健康促进项目计划的过程中,不仅要考虑"做什么",更要对"为何要这样做"深入思考,从而使项目在规划、实施和评估的不同阶段能朝着有效预期目标得以实现。因此,一项比较成熟的健康教育项目往往需要包括以下几个部分:一是社区需求评估,二是确定优先项目,三是确定总体目标和具体目标,四是制定干预策略,五是制定计划实施方案,六是制定计划评价方案。健康教育工作者的技能除了掌握计划设计的基本思路和方法外,了解评估实施效果的方法也是重要内容之一。运用结果覆盖-有效性-采取-执行和维持(RE-AIM)模型框架进行健康教育效果评估逐渐兴起,主要对干预项目的触及性(reach)、效果性(effectiveness)、采纳性(adoption)、实施性(implementation)和保持性

（maintenance）等方面进行现场评估。

开展健康教育的场所一开始是在病区、学校和社区、医疗保健机构、工作场所、公共空间等，当今健康教育利用发达的网络实现了线上共享，不再局限于单一空间、单一媒介、单一来源。健康教育的对象可能已经从单一来源的人群转变为更多拥有共同媒介、共同爱好、共同需求的不同人群。但这并不意味着传统场所内开展的健康教育并不重要，而更应该理解为，它们正接受和面临着挑战和机遇，因此，对于受众来说，具有一定的科学素养、媒介与信息素养尤其重要。

4. 健康传播　信息传播是人类社会生活的重要内容，个体从出生开始就接触信息传播，并从中学习和成长。同时信息传播已成为人类健康的社会环境因素，每个健康行为或健康状态背后无不受信息传播的影响。例如，当人们听到季节性感冒正在高发，第一反应或许就是外出要戴口罩。还有资料表明，当儿童受到恐怖内容刺激后，大脑皮质会形成兴奋灶从而诱发儿童电视癫痫症的发生。每个个体既可以是传播者，也可以是被传播者，信息的传递与交流无处不在、无时不在。换句话说，如何提高个体和群体的媒介素养、科学素养和信息素养，懂得获取科学全面正确的医学和健康信息，对于改变行为、促进健康至关重要。

随着传播科学的进步，健康传播学也独立成一门新学科，具有自然科学与社会科学的双重属性。健康传播作为健康教育和健康促进最基本的工作策略，其干预方法影响着个体健康、人群健康、组织健康和地区健康。吕姿之等认为，健康传播是指以"人人健康"为出发点，运用各种传播媒介渠道和方法，为维护和促进人类健康的目的而获取、制作、传递、交流、分享健康信息的过程。人际传播和大众传播是健康传播最主要的两种方式。人际传播方式包含个别劝导、小组讨论、讲座、培训、咨询等。显而易见，人际传播是指人们面对面地进行信息和思想情感的交流。大众传播活动借助的是广播、电视、电影、电子网络、报纸、杂志、书籍、海报等媒介。总的来说,健康传播是一项社会活动,需要应用传播策略、营销策略等,通过告知、影响、激励手段,促使个体和群体掌握信息和知识、发生动机和态度转变、做出决定并采取有益于健康行为的活动。一项有效的健康传播活动,应该充分考虑传播者、信息内容、媒介渠道、受传者、情景、效果等因素。健康信息传播的障碍主要包括社会与文化差异、受众对象的消极态度、信息矛盾和过载、受众的认知能力、环境嘈杂、人际关系紧张等。

在学校里开展的预防艾滋病健康教育活动,通常会结合"世界艾滋病日"进行。组织者可根据上级部门要求,或者结合所在学校实际情况,组织开展主题鲜明、形式多样的预防艾滋病健康传播与健康教育活动,以不断提高师生对艾滋病防治核心信息的知晓率。国内很多大学已经开展的高校预防艾滋病讲师团培训行动,为各级各类学校开展预防艾滋病健康教育提供了人才基础。

5. 健康传播的基本技巧 学校预防艾滋病健康教育师资作为健康传播工作者,首先要做好医学知识和健康信息的把关人,其次要注重树立良好的自身形象、专业权威和吸引力、影响力,最后要不断通过学习和实践,与受众建立信任关系,构建共同经验,开发共同语言,营造良好的沟通氛围和渠道。其中,学习和改善交流技巧和人际传播是基本功。

(1)表达技巧:语言行为和非语言行为都是表达交流信息、情感的重要窗口。健康传播者在做言语沟通和口头表达时,要掌握以下基本技巧。

1)语速要适中,发音吐字清晰有力,音量要考虑具体场景,尽量做到高低起伏,语气生动、和蔼可亲,避免语调低沉、显得无力。

2)语言要通俗易懂,多使用群众语言,尽量少用专业术语或者英文词汇,避免使用听众不了解的俚语。

3)要注意称呼语、避讳语、地方话的使用,如有需要可以学一些方言,以便拉近与听众的距离。

4) 适当重复重要的或者不易理解的内容,使用同样的词汇来重复,使听众印象深刻。

5) 开场白、结束语非常重要,要根据交流沟通目的,适当进行加工,增添情感色彩,使听众尽快进入角色和情境中,与听众建立更紧密的连接。非语言行为也是影响传播效果的重要因素,比如肢体表情、面部表情、仪表形象、人际距离、眼神目光,还有是否守时、营造的环境是否适宜等。

(2) 倾听技巧:倾听是一种观察手段,通过有意识地听、专心耐心地听,以了解更多的信息符号和情感意图,更准确地捕捉到关键思想和内容。善于倾听表现在始终保持和善,不轻易打断对方讲话,不轻易评价,不急于表达自己的意见,适时适度做出回应反馈,让对方感觉到受尊重;克服外界干扰,若对方词不达意或者"绕弯子"时,可以加以引导肯定;遇到敏感信息,尽量保持情绪平和;对于一些言外之意,自己意会即可,避免直接挑明而造成交流障碍。

(3) 反馈技巧:人与人之间的信息沟通交流是否能顺利进行,适时适度反馈尤其重要。肯定性反馈是指用积极的态度、肯定的语气和言语表达赞同或者支持。在技能训练和行为干预过程中,肯定性反馈能使受众感受到鼓舞和认同。肯定性反馈也包括表扬或者鼓励,真诚地指出对方表现好的方面,给予恰当的赞美和褒奖、适度的鼓励和激励。否定性反馈用不赞同、不支持作为回应,同时也要注意诚恳、委婉提出,让对方易于接受。模糊性反馈做出的反应无法表明明确的态度和立场,比如在面对一些敏感问题的时候。但是在面对知识性问题时,要避免给对方似是而非、含糊不清的回答,这时,如果自己无法给予确切回复,可以向对方表明,待进一步确认后再作答。

(4) 提问技巧:怎样问常常比问什么重要,提问的方式不同,会有不同的传播效果。要善于提问,灵活运用不同的提问方式,以达到预期要表达或想获取信息的效果。封闭式提问适用于得到确切答复的情况,通常用"是/否""有/无"问答。开放式提问有助于更多、更深入的反馈和交流,通常用"怎么样""有什么"问答。倾向式提问在提问时给予对方暗示和诱导,实际上提问者表明了自己的立场并希望对方按照提问者设想的方向作答。探究式提问可以了解事件、现象背后的原因、缘由等,通常用"为什么"问答。复合式提问,提问的问题里包含了多种提问方式。

(5)举例说明技巧:通过举例子引证说明表达意图,以案明理,提高传播效果。一般来说,引用的证据、例子等应该是准确的,尽量引用身边的例子、当下的例子;要特别注意举例要恰当,与受众的风俗习惯、民族、宗教信仰、文化程度和生活背景相适宜;运用正面例子和反面例子印证说明时,尤其要充分考虑因人而异,因地制宜。

(6)演示示范技巧:该技巧有利于把抽象的、不直观的知识或者行为动作技能,通过示范教学的方式达到传播效果。演示前,需要做好场地和设备准备,演示过程中,做到面向受众,边讲解边示范,切记不宜过快,必要时可重复操作;给受众提问机会、实习机会、纠偏机会;演示后,必要时给予受众参考资料,比如具体的流程和要点、常用的问题解决方案等。

我国的学校健康教育在过去的二十年里得到长足发展,教育部等五部门于2021年印发的《关于全面加强和改进新时代学校卫生与健康教育工作的意见》为今后的学校健康教育工作指明了方向,明确了具体任务。显而易见的是,学校健康教育的开展应该基于以下几点原则:①坚持健康第一。教育学生树牢"每个人是自己健康第一责任人"理念,学会和掌握基本健康知识与技能,为人人终身健康、建成健康中国奠定基础。②坚持面向全体。将健康教育与德育、智育、体育、美育、劳动教育相结合,融入教育教学、管理服务全过程,发挥学校卫生专业技术人员、体育与健康课教师和教职员工等全员育人作用,构建面向人人、人人有责的健康教育体系。③坚持预防为主。树立大卫生、大健康观念,普及健康知识,优化健康服务,完善健康保障,引导树立正确健康观,以防病为中心向以健康促进为中心转变。④坚持问题导向。着力破解制约学校卫生与健康教育发展的突出问题、影响学生健康的重点问题,因地制宜,深化改革,综合施策。

第二节　参与式教学的理念与方法

参与式教学的理念强调的是以学习者为中心,关注学习者的学习需求和个性发展。在教学过程中,学习者不再只是被动接受知识的对象,更成为知识的主动探索者和建构者。教师则转变为学习过程中的引导者和伙伴,共同参与到学习活动中。参与式教学方法注重师生、生生之间的互动,设计教学时间为2小时,通过提问、讨论、辩论等方式激发学员的学习兴趣和主动性,促进知识的交流和共享。

一、课堂小议会,共同决策日

(一)活动目的

1. 体现参与式教学中民主平等的理念,让学生成为课堂决策的一部分。
2. 增强学生的责任感、参与感和归属感。
3. 提升学生的批判性思维能力、沟通能力和团队协作精神。

(二)活动时间

90分钟。

（三）活动方法

角色扮演、小组讨论、分享交流。

（四）活动准备

1. **议题选择**　提前一周与学生讨论，共同确定一个与课程内容相关或学生感兴趣的议题，下面有三个议题可做参考。

议题一：中学生如何平衡学习与兴趣爱好的关系？

这个议题直接关联到中学生的实际生活和学习状态，他们往往需要在繁重的学业任务和个人的兴趣爱好之间寻找平衡点。通过讨论这个议题，中学生可以分享自己的经验、困惑和解决方案，促进彼此之间的理解和支持。同时，培训教师也可以借此机会引导学生认识到平衡学习与兴趣爱好的重要性，以及如何合理规划时间，实现全面发展。

议题二：数字时代下的中学生如何有效管理网络使用时间与保护个人隐私？

随着数字技术的普及，中学生越来越频繁地使用互联网进行学习、娱乐和社交。然而，如何有效管理网络使用时间，避免过度沉迷，以及如何在网络空间中保护个人隐私，成了一个重要而紧迫的问题。通过讨论这个议题，中学生可以共同探讨如何设置合理的上网时间限制、识别网络风险、保护个人信息等，增强自我保护意识和能力。同时，培训教师也可以引导学生树立正确的网络使用观念，培养良好的网络素养。

议题三：中学生如何培养阅读习惯与选择适合自己的书籍？

阅读是获取知识、拓宽视野、提升思维能力的重要途径，但如何培养良好的阅读习惯并选择适合自己的书籍，对许多中学生来说可能是一个挑战。通过讨论这个议题，学生可以分享自己的阅读心得、推荐好书、交流阅读方法，从而激发彼此的阅读兴趣。同时，培训教师也可以引导学生认识到阅读的重要性，教授他们如何根据自己的兴趣、学习需求和阅读能力来选择适合的书籍，以及如何制订阅读计划、提高阅读效率等技巧。这样的活动有助于培养学生的阅读习惯，提升他们的阅读能力和综合素质。

2. **分组与角色分配**　将学生分成若干小组，每组 4 ~ 6 人，并明确小组成员的角色和任务。

3. **资料收集** 鼓励学生收集与议题相关的资料,作为讨论的依据。

4. **投票工具准备** 如投票纸、投票箱或电子投票系统等,确保投票过程的公正和高效。

(五)活动步骤

1. **开场与说明(5分钟)** 培训教师简要介绍活动目的、流程和规则,强调民主平等的重要性。邀请学员分享对议题的初步看法或期待。

2. **小组讨论(20分钟)** 各小组在小组长的带领下,围绕议题展开讨论,整理小组观点,并准备发言稿。培训教师巡回指导,鼓励学员积极发言,倾听他人意见,尊重不同观点。

3. **小组汇报与互动交流(30分钟)** 每个小组选派一名发言人,向全班汇报小组观点,并展示相关证据或理由。其他小组成员可提问或发表不同意见,形成班级内的互动交流。培训教师适时点评,鼓励多元思考和建设性反馈。

4. **班级投票(15分钟)** 针对议题提出的具体建议或方案,进行班级投票。采用举手表决、投票纸或电子投票等方式进行。统计投票结果,形成班级决策或共识。

5. **总结与反馈(15分钟)** 培训教师总结活动亮点,表扬学员的积极参与和民主精神。邀请学员分享活动感受,包括收获、不足及改进建议。培训教师根据学生的反馈,提出后续行动方案,如实施决策、继续跟进等。

6. **后续行动(可选,视情况而定)** 将班级决策落实到实际教学中,让学员看到自己的参与成果。定期回顾活动效果,评估民主平等理念的实施情况,并不断优化活动设计。

知识拓展

◇参与式教学的理念

(1)以学生为中心

1)核心理念:参与式教学强调以学生的学习为中心,关注学生的学习需求和个性发展。

2)具体表现:在教学过程中,学生不再是被动接受知识的对象,而是成为知识的主动探索者和建构者。教师则转变为学生学习过程中的引导者和伙伴,共同参与到学习活动中。

(2)师生平等与共同参与

1)平等原则:参与式教学倡导师生之间的平等关系,打破传统的教师权威地位,鼓励学生自由表达观点,与教师进行平等的对话和交流。

2)共同参与:教师和学生共同参与到学习活动的设计、实施和评价中,形成学习共同体,通过协作、讨论和探究等方式共同完成学习任务。

(3)强调互动与反馈

1)互动性:参与式教学注重师生、生生之间的互动,通过提问、讨论、辩论等方式激发学生的学习兴趣和主动性,促进知识的交流和共享。

2)即时反馈:教师在教学过程中及时关注学生的学习状态和进步情况,给予适当的指导和反馈,帮助学生及时调整学习策略,提高学习效果。

(4)注重过程与方法

1)过程性:参与式教学更注重教学的过程而非结果,强调学生在学习过程中的体验和感受,以及通过参与活动所获得的成长和进步。

2)多样性:为了满足不同学生的需求,参与式教学采用多种教学方法和手段,如启发式、探究式、讨论式等,以激发学生的学习兴趣和积极性。

(5)强调评价与反思

1)多元评价:参与式教学采用多元化的评价方式,不仅关注学生的学习成果,还关注学生在学习过程中的表现和努力程度。

2)反思性:教师和学生都需要进行反思,教师反思教学设计和实施过程中的得失,学生反思自己的学习过程和成长经历,以促进双方的共同进步。

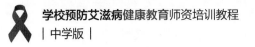

💗 **教学提示** ────────────────────

　　确保每位学员都有机会发言和参与决策,避免少数人的声音淹没于大多数人的声音。引导学员尊重不同观点,学会倾听和包容。鼓励学员提出建设性意见和解决方案,培养解决问题的能力。培训教师应保持中立态度,避免过度干预学员的讨论和决策过程。

────────────────────

二、"未来城市构想"头脑风暴(备选)

(一)活动目的

1. 激发学生的创新思维与想象力,鼓励他们对未来世界进行积极展望。

2. 通过团队合作,提升中学生的沟通协作能力和解决问题的能力。

3. 体现参与式教学的核心理念,以学生为中心,强调互动、合作与自主探索。

(二)活动时间

90 分钟。

(三)活动方法

头脑风暴、小组讨论、思维导图创建。

(四)活动准备

1. **场地布置**　教室或活动室有足够的空间供小组讨论,准备好白板或黑板及书写工具。

2. **分组材料**　大白纸、小组名牌、彩笔、纸张、剪刀、胶水(可选,用于制作实体思维导图)。

3. **技术设备(可选)**　电脑、投影仪、思维导图软件(如 Xmind、MindMeister)

4. **引导材料**　未来城市构想的相关图片、视频或简短介绍,以激发学生的灵感。

(五)活动步骤

1. **开场介绍**(5 分钟) 培训教师简短介绍活动目的、流程及规则,强调头脑风暴的原则(自由发言、不评判)。

2. **激发灵感**(10 分钟) 展示未来城市构想的相关图片、视频或简短介绍,引导学生进入主题情境。以下关键词和描述可供参考。

(1)空中交通:绘制磁悬浮列车、无人机送货系统或空中巴士等未来交通工具在城市的空中通道中穿梭的情景,展现立体交通的便捷与高效。

(2)智慧设施:在街道上布置智能垃圾桶、自动清洁机器人、AR 导览系统等,展现城市的智能化管理水平。

(3)绿色建筑:设计高楼大厦和住宅区,采用垂直绿化、太阳能板等环保元素,展现未来城市的绿色与可持续性。部分建筑可以设计成可变形或透明材质,增加科技感。

(4)公共空间:规划宽敞的公园、广场和休闲区,配备智能健身设施、虚拟现实娱乐中心等,展现未来城市居民的高品质生活。

(5)未来学校:展示一所融合虚拟现实、人工智能等技术的未来学校,学生可以在虚拟环境中学习、实验和互动。

3. **分组与选题**(10 分钟) 学员根据兴趣或随机分配组成小组,每组选择一个未来城市的特定方面作为探讨焦点(如交通、能源、居住环境等)。

4. **头脑风暴**(30 分钟) 小组内成员围绕选定主题进行头脑风暴,记录每一个创意点。培训教师巡回指导,鼓励每位成员积极参与,保持氛围活跃。

头脑风暴(brainstorming)是一种创新思维方法,旨在通过集思广益的方式解决问题或产生新的创意。它鼓励参与者自由地提出各种想法和观点,不受限制地发挥创造力。为了防止学员在头脑风暴活动中因为想不出东西而感到尴尬,培训教师应在活动开始前,清晰地向学员说明头脑风暴的目的和规则,鼓励学员大胆说出自己的想法,即使这些想法看起来可能不切实际或有些离谱。提醒他们,没有"错误"的想法,只有未被探索的可能性。如果学员陷入沉默或看似想不出东西,培训教师可以提供一些引导性的问题或启发性的例子来激发他们的思维。例如,可以问:"如果我们从另一个角度看待这个问题会怎样?"或"有没有什么我们之前没有考虑过的因素?"每当有学员提出想法时,培训教师都应该给予肯定和鼓励,即使这个想法最终可能不被采纳。这种正面的反馈可以增强学生的自信心和参与感。

5. **整理与展示(20 分钟)** 各组利用思维导图整理创意,可以是电子版或手绘版。每组选派代表向全班展示并简述其构想,其他组可提问或提供建议。

6. **总结与反馈(10 分钟)** 培训教师总结活动亮点,肯定学员的创意和努力。邀请学员分享个人收获和感受,促进相互学习与启发。

7. **后续行动(5 分钟)** 鼓励学员将本次活动的创意进一步发展为项目或研究计划,并为其提供必要的支持和指导。

知识拓展

参与式教学的方法多种多样,旨在激发学生的学习兴趣,促进其主动参与学习过程,以下是一些主要的方法及其特点。

1. 研讨式与答疑式

(1)方法描述:通过组织专题研讨或针对具体问题的答疑,鼓励学生积极发表见解,与培训教师和其他同学进行深入交流。

(2)特点:强调学生的主动思考和表达,促进知识的深入理解和应用。

2. 案例式与导讲式

(1)方法描述:案例式利用真实或虚构的案例进行教学,通过案例分析和讨论,引导学生理解抽象概念和原理;导讲式则是由培训教师引导学生逐步深入探索某个知识点。

(2)特点:案例式教学能够增强学生的实践能力和问题解决能力;导讲式则注重对学生的逐步引导和启发。

3. 辩论式

(1)方法描述:选取有争议的话题或问题,组织学生进行辩论,通过正反双方的激烈交锋,加深对问题的理解和认识。

(2)特点:锻炼学生的逻辑思维、口头表达能力和团队合作精神。

4. 小组活动与"结对"

(1)方法描述:将学生分成小组或两人一组,进行合作学习或交流讨论。小组活动有助于创造交流机会,分享信息;而"结对"则是一种更自然的交流方式,有助于建立信心。

(2)特点:小组活动能够提高学生的参与度和合作能力;"结对"则为学生提供了一个低压力的交流环境。

5. 情景模拟与角色扮演

(1)方法描述:通过模拟真实场景或角色扮演,让学生在模拟环境中体验和学习。

(2)特点:增强学生的实践能力和情感体验,使其更深入地理解学习内容。

6. 头脑风暴

(1)方法描述:针对某个问题或主题,鼓励学生自由发表意见和想法,不进行评判或否定,以激发更多的创意和灵感。

(2)特点:激发学生的创新思维和想象力,促进集体智慧的发挥。

7. 自学讨论与探讨方法

(1)方法描述:鼓励学生自主学习新知识,通过讨论和合作探讨解决问题的方法。

(2)特点:培养学生的自主学习能力、合作精神和解决问题的能力。

8. 反思与总结

(1)方法描述:在教学活动结束后,引导学生进行反思和总结,回顾学习过程和成果,发现不足并寻求改进。

(2)特点:帮助学生巩固所学知识,提升自我认识能力和批判性思维能力。

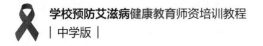
💚 **教学提示** ━━━━━━━━━━━━━━━━━━━━━━━━━━━━━━━━

　　保持活动氛围轻松愉快,鼓励学生大胆表达。注意时间管理,确保每个环节都有足够的时间进行深入探讨。引导学生尊重他人意见,积极听取不同声音,共同构建创意宝库。在活动结束后,及时给予反馈,帮助学生认识到自己的成长与不足。

━━

第三节　培训教师应具备的素质和教学准备

　　学校预防艾滋病健康教育课具有一定的独特性,培训教师在学校预防艾滋病健康教育教学过程中承担着知识讲授、榜样行为示范、活动组织策划等角色,需要较为广泛的知识、丰富的培训技巧和尊重、不评判的态度,对培训教师的个人能力和素质提出了更高的要求。培训教师的能力素质及水平势必影响教育教学的效果和学生的发展。本节共 1 小时,通过对培训教师应具备的素质进行讨论,为培训教师职业发展提供参考,同时对预防艾滋病教育教学中常见的状况进行模拟,使培训教师事先做好准备,应对挑战。

一、小组活动——多边形战士

(一)活动目的

　　通过对"培训教师应具备的素质"进行讨论,规划出培训教师在理论知识、培训技巧、心理引导、艾滋病专业知识等方面的要求,强调课堂中培训教师角色的转换和学生主体作用的发挥,帮助学员更全面地认识学校预防艾滋病健康教育培训教师的角色。

(二)活动时间

　　30 分钟。

(三)活动方法

主题活动、讨论。

(四)活动准备

1. **物料准备** 根据参训学员及分组情况,每组 1 ~ 2 张大白纸(70cm×100cm)、红/黑/蓝 3 色油性记号笔各 1 支,双面胶,笔记本电脑和投影仪,扩音设备,黑板或白板。

2. **课件准备** "培训教师应具备的素质和教学准备"内容小结课件。

3. **场地准备** 培训教室,可移动桌椅。

(五)活动步骤

1. **画图和标注(2 分钟)** 将四张大白纸粘贴在一起,其大小可以容纳一名志愿者平躺在上面。邀请一名志愿者平躺在大白纸上,请其他参与者画出这名志愿者在大白纸上的轮廓,写上标题"多边形战士——艾滋病防治教育课培训教师所需要具备的素质"。

2. **讨论(3 分钟)** 请所有参与者思考、交流、讨论并在大白纸上的人像上写出一个艾滋病防治教育课培训教师所需要具备的素质。

3. **选择自己已具备的素质与能力(5 分钟)** 请所有参与者观看这些素质,选择并且站在自己认为目前已经具备的、对这一素质最有信心的位置处,主持人询问参与者选择的理由。

4. **选择自己还不具备的素质与能力(5 分钟)** 请所有参与者再次观看这些素质,并且站在自己目前还不具有的并且对这一素质最没有信心的位置处,主持人询问参与者选择的理由。

💗 **教学提示** ────────────────────────────

　　培训教师书写的素质可能包括:信心、微笑、随机应变、大胆、勇于挑战、良好的语言表达能力、亲和力、敏感、良好的仪态、适当的动作、丰富的知识、坦诚的态度……

5. 讲授(15 分钟) 参考"知识拓展",讲授"培训教师应具备的素质和教学准备"并做总结。

知识拓展

1. 教育理念

(1)尊重与平等:认识到每个人无论其健康状况或背景,都应受到尊重和平等对待。

(2)预防为主:理解预防是控制艾滋病传播的最有效手段,教育应着重于预防措施的普及。

(3)终身学习:保持对最新艾滋病防治知识的持续学习和更新。

(4)非评判态度:在教育与培训中,能坚持非评判的态度。

2. 专业知识

(1)艾滋病基础知识:了解 HIV/AIDS 的定义、传播途径、病程、预防和治疗方法。

(2)流行病学:掌握艾滋病的流行状况、高风险群体和地区分布。

(3)法律法规:熟悉国家关于艾滋病防治的法律法规和政策。其中《中华人民共和国传染病防治法》详细规定了传染病的预防、控制和消除措施;《艾滋病防治条例》是为预防、控制艾滋病的发生与流行,保障人体健康和公共卫生,根据《中华人民共和国传染病防治法》制定的行政法规。除此之外,涉及艾滋病宣传、防治等工作的法律法规通常会包括以下方面。

1)反歧视法律:禁止基于艾滋病病毒感染状况的歧视,保护患者的隐私权和就业权。

2)自愿咨询和检测政策:鼓励自愿进行艾滋病病毒检测,并提供相关的咨询服务。

3)医疗保障政策:为艾滋病病毒感染者和患者提供必要的医疗服务和药物支持。

4)预防教育政策:在学校、社区和医疗机构等场所开展艾滋病预防教育。

5)母婴传播预防政策:为感染艾滋病病毒的孕产妇提供预防母婴传播的干预措施。

6)血液安全管理法规:确保血液供应安全,防止通过血液制品传播艾滋病病毒。

7)药品管理法规:确保抗逆转录病毒药物的质量和可及性。

8)性工作和毒品相关政策:在一些国家,可能会有针对性工作者和吸毒者的特定政策,以减少艾滋病的传播。

9)合作伙伴关系政策:鼓励政府、非政府组织、社区和私营部门合作,共同应对艾滋病问题。

(4)全面性教育:理解性教育在艾滋病防治中的作用,包括全面性教育的原则和方法。培训教师应仔细阅读《国际性教育技术指导纲要》和《中小学健康教育指导纲要》的指导原则、主要内容并进行分析与总结,找准核心目标,充分了解应该达到的标准。

3. 教学能力

(1)课程设计:能够设计符合学生年龄和认知水平的艾滋病防治教育课程。

(2)参与式教学:运用小组讨论、角色扮演、案例分析等参与式教学方法,提高学生的参与度和兴趣。

(3)沟通技巧:具备与学生、家长和同事有效沟通的能力,尤其是在讨论敏感话题时。

(4)评估与反馈:能够评估教学效果并根据反馈进行调整。

(5)语言表达能力:艾滋病预防教育需要科学讲解性行为、各种性器官名称并探讨相关敏感话题,因此培训教师的语言表达能力也是必备素养之一,要求教师能自然从容地运用科学术语传递教育内容。

4. 心理辅导能力

(1)同理心:理解和关心学生的感受,尤其是对于受艾滋病影响的学生。

(2)情绪管理:帮助学生识别和管理与艾滋病相关的情绪和压力。

(3)危机干预:具备初步的危机识别和干预能力,尤其是在学生面临艾滋病风险时。

5. 资源整合能力

(1)利用社区资源:能够与医疗卫生机构、非政府组织等合作,为学生提供更丰富的教育资源和支持。

(2)教学材料开发:能够开发或选择适合的教材和辅助教学材料。

6. 持续发展能力

(1)专业成长:追求持续的专业发展,包括参加研讨会、工作坊和进修课程。

(2)研究能力:具备开展艾滋病教育相关研究的能力,以改进教学实践。

7. 伦理与责任

(1)保密原则:了解并遵守关于学生健康信息的保密原则。

(2)倡导责任:积极倡导健康、负责任的行为,反对与艾滋病相关的歧视和偏见。

通过在这些方面不断加强和完善,培训教师将更有效地进行艾滋病防治教育,为学生提供准确、全面的知识,培养他们健康的生活方式和负责任的社会行为。

二、课堂活动——争当课堂的挑战者

(一)活动目的

通过情景模拟,将学校预防艾滋病健康教育课程中常出现、培训教师反馈较多的问题进行现场演绎,并请参训学员提出合理性建议,消除培训教师对课程和预防艾滋病健康教育课程的紧张心理,提前做好心理准备,应对课堂的挑战。

(二)活动时间

30 分钟。

(三)活动方法

小组讨论、情景模拟等。

(四)活动准备

1. **物料准备**　根据参训学员及分组情况,每组 1 ~ 2 张大白纸(70cm×100cm)、红 / 黑 / 蓝 3 色油性记号笔各 1 支、双面胶,笔记本电脑和投影仪,扩音设备,黑板或白板,教学模拟指南卡。

2. **课件准备**　"培训教师应具备的素质和教学准备"内容小结课件。

3. **场地准备**　培训教室,可移动桌椅。

(五)活动步骤

1. **导入(3 分钟)**　培训教师分享自己在培训过程中遇到的一个学生提出的课堂挑战,在黑板上写下标题"艾滋病防治教育课堂可能会出现的状况"。

2. **讨论并列出问题与挑战(8 分钟)**　培训者将大白纸、记号笔等分配给每一组,请各小组写下标题"艾滋病防治教育课堂可能会出现的状况"并且讨论,将认为重要的 5 条写在大白纸上,须注意的是,问题与问题之间应留有回答的空间。培训者举例说明:"艾滋病高低危行为环节参与者对安全行为提出各种极端的假设,表示'理论上确实有可能传染,所以还是要以防万一'的观点怎么办?"引导参与者尽可能地站在学生课堂的基础上,以学生的视角提出具体、详细和有场景感的问题,可以是之前课堂上遇到过或者培训教师重新提出的,也可以由培训教师提前写好情景模拟指南卡,发放给各小组。

	教学突发挑战模拟指南卡
活动中有参与者问到自己不知道的知识怎么办?	策略参考:角色定位为引导者而不是专家。应坦诚地告诉参与者自己不知道,并给参与者提供可以解答问题的途径,如拨打青少年热线等,也可以告诉参与者活动后会进行查阅,找到答案后告知参与者。

	教学突发挑战模拟指南卡
活动中遇到冷场怎么办?	策略参考:可以提前准备一些小的互动游戏在冷场时使用,或用一些小奖品奖励主动发言者,或在活动中安排一两个曾经参与过活动的人在冷场时带动气氛;较为敏感的问题(如"大家由性会想到什么?")如果经过引导依然没有人愿意发言的时候,主持人可以指定一些人发言,但要注意方式,如对某位参与者说:"同学,看你若有所思的样子是不是想到了什么,可以和大家分享一下,大家给他一点掌声。"

	教学突发挑战模拟指南卡
活动中如果有个别参与者不配合怎么办?	策略参考:可以说:"好,这位同学有很多想法,我们大家一起来倾听一下。"让他意识到自己的做法不合适。

	教学突发挑战模拟指南卡
各个环节间的衔接做得不好该怎么办?	策略参考:高度熟悉活动流程,充分把握各个环节的核心信息,在理解全局的基础上,各个环节的目的性和连接性就会非常清晰,有助于教师进行衔接。多在流程制定上钻研,思考更加合理顺畅的流程安排。

	教学突发挑战模拟指南卡
有人钻牛角尖,如艾滋病高低危行为环节参与者对安全行为提出各种极端的假设,表示"理论上确实有可能传染,所以还是要以防万一"的观点怎么办?	策略参考:应该对各种行为的传播可能性和相关解释有明确认识,平时需要通过各种渠道了解新的信息和知识,以便在参与者提问时从容应对。如果有参与者提出极端假设,可以举出现实中,并没有该情况下的感染病例报告,如,共用剃须刀、文身文眉等情况,并且医学界权威也将其如此定义,尽量引导参与者从客观现实的角度去看待问题。如果个别参与者依然坚持己见,可以放在活动后进行单独讨论。

	教学突发挑战模拟指南卡
如何快速提升主持技巧?	策略参考:多观摩,多交流,多推演。

3. **交换问题与挑战并讨论答案(8分钟)** 培训者将各小组的问题用大白纸收集,并随机交换,各小组拿到非本组的题目,限时进行回答,要求能达到准确、简洁,模拟教学中可能遇到的挑战和应对策略。

4. **分享与回应(8分钟)** 按小组依次分享讨论的挑战与对应的解决办法,培训者对回答进行展示、回应并讲解。

5. **小结(3分钟)**

知识拓展

在艾滋病预防教育活动中,培训教师的素质和技巧会对活动本身的质量产生一定的影响。在此,从时间的把握、事先的准备、应变能力、语言与动作几方面来进行阐述,希望可以帮助培训教师提升主持技巧,促进活动的开展。

1. **时间的把握** 如果时间不够讲完所有内容,可以挑选其中几个单元组合,进行详细活动和讲解,不要为了完成所有单元而匆忙进行。掌握小组讨论和发言的时间,及时提醒时间,或者在开始前规定好时间。培训教师总结要言简意赅。

💙 **教学提示**

在活动中有的参与者特别爱发言,这时培训教师除了鼓励积极发言外还要平衡各方的发言时间,用鼓励的语言给其他人以机会:"你的观点很好,别的人有什么不同意见或者想要补充的吗?"

为了避免活动过程中的超时现象,主持人可以在事先讲清楚发言时限,并在活动过程中做出提醒:"还有2分钟。"

2. **事先的准备** 在课前,培训教师需要对活动的场地和活动的内容进行了解和熟悉。在制定好流程后,认真布置活动场地,并在脑中模拟现场的场景,事先考虑好活动中可能遇到的问题并寻求解决的方案。在正式活动前进行试讲,请有经验的培训教师或者观察者给予意见和建议;在正式活动结束后,培训教师可征询评估员、观察者的意见或询问参与者的感受,发现自身的不足,努力改进,为下一次的活动做准备。

在教育活动过程中,不仅需要能够清晰地传递核心信息和活动所要倡导的价值观念,还需要真实大胆地表现自己,克服恐惧,且要多观摩其他培训教师的活动,取长补短。

💙 **教学提示** ————————————————————————

- 熟悉活动的每一个环节,将核心信息写在纸上放在旁边,以防遗漏。
- 事先检查活动用具是否齐全。
- 放松自己,深呼吸,进行积极的内心暗示。
- 仪容仪表要整洁大方。
- 对活动前五分钟要特别重视。
- 闲暇时多搜集演讲材料,学习幽默的语言、比喻,多观看各种演讲。

3. **应变能力** 良好的应变能力能够展示培训教师的风采,更能化解活动过程中的尴尬,调动参与者参与现场活动的兴趣。如果冷场,注意使用游戏调节气氛;如果观众出现疲倦,及时调整培训内容或作适当的休息。

💙 **教学提示** ————————————————————————

某场活动中,培训教师问:"艾滋病大家听过吗?"参与者没有任何反应,培训教师接着说:"好,既然大家都没有听过艾滋病,那今天我们就一起来看一看这到底是一种什么病……"

某场活动中,学员问培训教师:"什么是高危行为阻断药?"培训教师也不知道。培训教师说:"在场的有没有谁知道,没有人知道的话我们问一下 KIMI(注:人工智能大模型)吧。"

4. **语言与动作** 在艾滋病预防教育培训中,培训教师的语言和动作对于传递信息和激发学生兴趣至关重要。通过综合运用语言和动作,培训教师可以更有效地与学生沟通,提高培训的效果。培训教师应不断练习和反思,以提高自己在这两个方面的能力,从而更好地服务于艾滋病预防教育活动。

以下是一些关于语言和动作方面的注意事项和要求。

♥ 教学提示

动作方面

· 非语言沟通:利用肢体语言和面部表情来增强语言的表达力。例如,使用开放的姿态和鼓励的眼神来鼓励学生参与。

· 示范作用:在讲解某些行为或技能时,培训教师可以通过示范来帮助学生更好地理解和学习。

· 空间利用:有效利用教室空间,通过移动和布局来吸引学生的注意力,同时也为学生提供足够的空间进行小组讨论或活动。

· 节奏控制:在讲解和活动中保持适当的节奏,避免过快或过慢,以确保学生能够跟上并充分理解。

· 身体语言的正面影响:保持积极的身体语言,如直立的姿势、微笑和目光交流,这些都能传递出自信和专业的形象,增强学生的信赖感。

语言方面

· 清晰准确:使用清晰、准确、易于理解的语言来传达艾滋病预防的核心信息和关键概念。避免使用过于专业或复杂的术语,以免造成学生的困惑。

· 积极正面:保持语言的积极和鼓励性,避免使用带有负面含义或歧视性的词汇,以营造一个包容和尊重的学习环境。

· 互动性:鼓励学生参与讨论,提问,并使用开放式问题来激发学生的思考和参与。这样可以增加互动性,提高学生的兴趣和参与度。

· 适应性:根据学生的年龄、文化背景和知识水平调整语言的使用,确保传达的信息既适合听众,又具有教育意义。

· 情感投入:在讲解艾滋病相关的敏感话题时,培训教师应展现出同理心和情感投入,以增强学生的情感共鸣和理解。

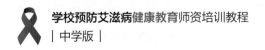

第四节　参与式教学的评估方法

　　本节推荐的培训活动可以安排在师资培训过程中单独一个环节进行,时间为 1 小时可以在师资培训过程中结合实际情况穿插使用,以让参与培训的教师有更多的时间和机会,将教学评估基本理念和基本方法贯穿在整个培训学习过程中去体验和思考,甄别或整合过往其他学科教学、评价的经验、资源等,最后能更有效地投入预防艾滋病健康教育教学活动中。

一、模拟评课

(一)活动目的

　　主要通过模拟讲课和评课,以观察、体会和练习课堂评估的基本方法,参加培训的学员在活动中分享各自在参与式教学以及课堂评估方面的经历经验,加强对健康教育参与式教学评估重要性的认识。

(二)活动时间

　　60 分钟。

(三)活动方法

　　案例、演示、小组讨论。

(四)活动准备

　　教学用必要的笔、白纸、卡纸,电脑、投影仪、视频等,按学员人数准备足够的 A3 白纸或更大尺寸的纸张,评价用量表等。

(五)活动步骤

　　1. 导入(10 分钟)　首先观看 5 分钟以内的有关健康主题的微课、小课堂、幻灯片、脱口秀等。随后,安排 2 位学员进行简单点评(口头反馈评价方式)。

2. **演示和模拟评价（20分钟）** 安排1名试讲者在事前小组备课的基础上，在课堂上展示10~15分钟或更短时间的，围绕"安全套的正确使用"主题，采用参与式教学方法进行的教学活动。

学员可自由选择采用评价表（见附表1、2）进行即时评价（评价量表评价方式）；或者不使用评价表，用记录的方式将课堂组织的亮点、特色和不足，以及需要改进的建议登记在白纸上（意见卡片评价方式）。

3. **讨论和分享（25分钟）** 试讲者、备课小组分享备课过程中的难点和重点，以及寻找解决办法的途径。

各小组在试讲课堂结束后，围绕比较三种不同评价方式即口头反馈、评价量表、意见卡片的使用感受，形成小组意见，再做小组分享。

4. **培训教师小结（5分钟）** 肯定试课者和各小组的积极表现，接纳不同意见。点明"形成评估、过程评估、效果评估"在模拟评课活动中的体现部分，例如备课小组和试讲者分享备课过程是否考虑到形成评估，又如学员模拟评课属于过程评估，效果评估在活动中哪个环节有所呈现等。同时要进一步明确，适当使用教学评估方法可以完善教学设计和课堂组织，积累教学经验，以提高课堂质量、提升教学能力。

💗 **教学提示**

1. 健康教育主题视频等教学资源可在国家中小学智慧教育平台、学习强国平台浏览或者下载。

2. 试讲者的选择可随机，也可以学员推荐，小组备课人数3~4人即可。

3. 鼓励各小组以图表、绘画、思维导图等形式分享。

二、集体备课（备选）

（一）活动目的

通过集体备课及展示活动，让学员理解教学评估应该贯穿于教学全过程，思考和初步练习健康教育参与式课堂教学评估方式、内容的选择和运用。

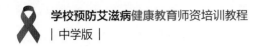
（二）活动时间

60 分钟。

（三）活动方法

头脑风暴法、演示、小组讨论。

（四）活动准备

教学用必要的笔、白纸、卡纸，电脑、投影仪等，按学员人数准备足够的 A3 白纸或更大尺寸的纸张。

（五）活动步骤

1. **导入（5 分钟）** 在黑板上先后贴上写着"授课者（或培训教师、主持人）""学习者（或学生、参与者）"词语的两张卡纸，让学员在各自的白纸上写，或者让学员口头说出看到这两个词语联想到的词语，且安排一位学员在黑板上写下学员说出的词语。

💜 **教学提示** ——————————————————————————

　　培训教师对出现频次最多的词语加以强调，引导学员思考传播者和被传播者应该具备的素质。比如传播者方面，专业、严谨、态度友善、表达清晰、声情并茂等；被传播者方面，倾听、主动思考、积极参与、善于提问等。

————————————————————————————————————

2. **小组讨论（15 分钟）** 各小组在学校预防艾滋病核心信息中选择一条核心信息作为授课主题，展开讨论、磨合，最后统一各成员意见，形成一份结构式备课方案，包括授课题目、教育对象选择、教学过程和方法、教学内容核心信息、教学评估等，重点对教学评估方式和内容进行设计。

3. **演示和分享（30 分钟）** 各小组汇报备课思路、教育对象和学情分析，课堂活动设计理论和模型、优点和特点，活动组织过程的难点和重点及注意事项，以及评价内容和方式的选择。

4. **培训教师小结（10 分钟）** 肯定各小组的积极表现，接纳不同意见，全面点评并适当提出改进建议。明确形成评估在备课过程中的重要性,并重点对各小组的课堂评价设计进行点评,如是否考虑到组织者和参与者两个层面,在课堂评价设计过程中是否对教学目标、课堂组织过程等进行评价,又如各小组在效果评估上有无创新等。

 教学提示 ———————————————————

鼓励各小组可用绘图、图表、思维导图等形式展现,不做统一格式要求。

知识拓展

1. 教学评估　教学评估意指对整个教学活动的全面判断与评价,不仅有对学生知识技能方面水平的测量与评定,还包括对教师的教学活动和学生的学习活动进行检查。教学评估可以是自我分析,也可以是他人判断。

2. 课堂教学评估　课堂教学评估是教学评估的一部分,可以对一节课或者几节课进行评估。课堂教学评估的意义在于,一方面可以实现查找课堂教学活动设计、组织执行过程有待改进的方面,另一方面可以检验教学活动的组织过程、活动效果和教育效果,同时也对培训教师和学生具有一定的导向、激励作用,提高教与学的动能,从而促进教学管理和教学改革。

3. 课堂教学评估的基本方法　包括观察法、测验法、调查法、作品分析法、自我报告法。也有学者将量化评价法、随堂听课法作为课堂教学评价的基本方法,同时也将国外的"临床指导"评价技术、"时动分析"评价技术以及"案例分析"评价技术作为课堂教学发展性评价很好的补充。随着社会的发展,面对如何更好地提高学习者的思辨能力、解决问题能力和创新能力的新时代教育命题,科学有效的课堂教学评价显得尤为重要。传统的标准化测验方法面临挑战和调整,真实性评价方法日益受到关注和重视。真实性评价方法倡导以学生的学习过程为中心,创造

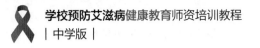

更多的让学生完成真实性任务的机会,让其积极主动地参与教学过程,从而形成了课堂观察、成长记录袋、自我评价等评估方式,以对学生学习过程中的行为表现、学习成果以及学生伙伴共同完成学习任务的表现进行综合评估。

4. 参与式教学的评估类型和评估内容 参与式教学评估包括形成评估、过程评估、效果评估。无论采取哪种参与式教学方式组合,形成评估、过程评估和效果评估都是非常必要的,活动前与活动后的即时评估往往容易实施。

(1)参与式教学的形成评估:对教学设计制定思路和教学设计过程等进行评估,比如必要性和可行性、教学设计的各项活动是否与教学目标密切相关、组织形式与教学内容是否匹配、教学内容和形式能否为学员所接受、教学时间和内容匹配是否合理、教学活动需要的资源是否能满足、培训教师自身的状态是否能胜任等。

(2)参与式教学的过程评估:对教学活动执行过程各环节各要素进行评估,比如培训教师的态度是否端正、专业素养和实际操作技能水平是否合格,活动方式与内容是否适合学生的实际需求,教具等教学辅助资源的选用和使用是否得当,培训教师对教学活动的整体把控能力(包括现场控制能力、时间把控能力等)。还有学生的学习兴趣是否被调动、学生是否能及时反馈、学生参与度等。

(3)参与式教学的效果评估:主要评估学生在教育前后相关知识、态度、技能的改变以及提高情况。效果评估也可以在教育一定时间后进行,比如评估学生在实际生活中运用知识和技能的情况,以及态度有无改变等。效果评估可以通过第三方评价、实地考察、问卷调查、书面考试、实操考核以及参与者讨论总结、书面总结,或者演示、试讲、角色扮演等方式进行。值得一提的是,利用手机二维码生成填报链接来完成调查问卷、书面考试、评价评分等,有利于快速统计分析。

5. 预防艾滋病健康教育参与式教学的评估内容　与利用媒介进行的健康宣教不同,参与式教学在预防艾滋病健康教育活动中的运用,注重让所有参与活动的人员(包括主持人或组织者),在相互尊重且平等的前提下共同合作,调动学生的学习主动性和参与度,激发学生的学习兴趣和潜能,通过启发思考、主动分享、分层讨论和阶段总结,完成从呈现艾滋病相关健康问题到解决对应健康问题的全程闭环探讨研究,研究结果能促进参与者自主健康管理能力的提升。对预防艾滋病健康教育参与式教学课堂的评估,在评估内容方面主要围绕预防艾滋病健康教育活动目标进行,比如可以是健康知识和技能方面,或者动机和情感态度方面的改变;也可以对参与式教学的活动目标设定、活动方案设计和组织过程、学生(参与者)的主观体验和参与度、教学活动中的资源利用、活动过程中的应变处理等方面进行评估。对于预防艾滋病健康教育、性教育等这些比较敏感、隐私的话题,每位学生因自身所处环境和条件的不同影响,对这些健康议题产生的理念和选择也是各有不同的,尤其需要培养学生树立理性、客观、全面地思考分析问题和解决问题的思想观念。我们认为,面对学生的预防艾滋病健康教育参与式课堂效果评估内容或可以具体参照《体育与健康》新教程标准核心素养的目标和内容,即注重学生 13 项心理社会能力的培养,以及结合本手册推介的生活技能教育的内涵和目标进行评估。

6. 参与式教学的评估工具和方法

(1)评价量表:量表评价法是常用的课堂教学评估方法之一。利用量表进行课堂教学评估的主要步骤如下。

1)明确课堂教学活动评估的指标体系。

2)根据评估需要,编制课堂教学活动评估表。

3)或可为组织者、主持人提前发放评估表,以便提前熟悉评估活动量表内容。

4）组织参与者填写评估表。

5）收集统计评估表有关信息和数据。

6）统计分析评估结果，形成评价意见和建议。

7）利用评估结果。

可利用常用的评价表来进行评估，如现场教学评价表（见表 6-2）可以用于第三方评价；课堂教学评价表（见表 6-3）可用于对组织者的即时评价。

（2）调查问卷：根据评价指标和内容设计问卷，可用作即时反馈或者随访跟踪问效。本章介绍的培训班学员评价问卷可以用于学生（参与者）课程结束后的即时评价。随访跟踪的效果评价，一般可以根据研究目的安排在课程结束后一周，或者一个月、半年等，不宜相隔太长时间。

（3）问答卡片：根据评价目的，在卡片上写上要提问的问题，然后组织学生（参与者）作答。也可以将问题公布在黑板上，再组织作答。比如，对授课方式是否满意？最大的收获是什么？下一步你打算怎样做？你认为授课过程中，哪些方面需要改进？

（4）口头反馈：课程结束后，以口头问答等方式，征求学生（参与者）的意见和建议，比如课堂改进、下一次课堂的需求等。或者以提问的方式，让学生（参与者）复述或者实际操作，以检验课程教学内容是否需要进一步讲授或者演示。

（5）演示考核：组织试讲、试课、备课、模拟策划、角色扮演等课后演示，考核学生（参与者）是否能将学过的知识真正运用到实际工作中。

（6）书面测试：根据评价目标和内容，设计专门的测试卷，主要检验学生（参与者）通过课程活动收获的知识、技能等方面的改变。

（7）意见卡片：评价者可以将意见和建议直接记录下来，包括不好的方面和好的方面，比如需要改进的内容和方法、流程，以及课程活动的优点和特点有哪些。

表6-2　现场教学评价表

评价项目	评分标准	分值	得分
教学设计	1. 选题恰当,教学目标明确,教学设计与教学目标内容匹配,符合该学段学生认知发展特点和心理发展需要。 2. 内容科学准确,容量适宜,整体设计有创意。	20	
教学过程	1. 课堂结构合理,以活动为主线,组织有序,连贯性、条理性较强,每一步骤紧紧围绕主题需要。 2. 教学手段多样有效,注重倾听、关注、共情、重述、具体化等技巧的运用。 3. 全面尊重学生,注意适时引导,对学生发言的回应简洁、到位、恰当。 4. 教具准备充分,现代教学多媒体手段运用适宜,板书利用得当。	35	
教学效果	1. 活动任务完成质量高,教学目标达成度高。 2. 学生在活动中有感悟、有体验,情感投入度较高。 3. 学生能自主提出解决自身困惑的对策,促进自我成长。	25	
培训教师素养	1. 语言表达规范、简练、有感染力。 2. 教态自然,富有教学智慧,过程把控有效。	20	
得分(参考范围:90分及以上为优秀,80 ~ 89分为良好,70 ~ 79分为一般,70分以下为较差)		100	
评语与建议			

表6-3　课堂教学评价表

评价指标	二级指标	二级指标描述	评分(整数)
教学设计	教学内容与目标 (10分)	教学设计能准确把握教学目标和内容。体现正确价值导向,基于社会生活经验,促进学生生活技能 - 心理社会适应能力的全面发展。	

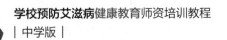

续表

评价指标	二级指标	二级指标描述	评分（整数）
教学设计	教学策略与活动（10分）	教学活动设计紧扣教学目标,富有层次,切实可行。设计突出学生的主体性学习,有一定的挑战性。	
	教学资源与技术（10分）	教材处理得当,与自主开发的课程资源优化整合,运用得当,具有开放性、综合性。课件和板书设计合理。	
教学实施	教学过程（20分）	层次清晰,必备知识和关键能力突出强化;教学活动活而不乱,激发学生主动学习;时间分配合理,过渡衔接自然、恰当;尊重学生,善于激励,及时反馈,根据实际及时调整教学过程。	
	教学方法（10分）	有效开展体验学习、探究性学习、小组合作学习等。能合理、高效、熟练运用现代教育技术,敢于创新。	
	教学技能（10分）	教态亲切自然,语言流畅清楚,书写规范;理论、原理、政策、知识、观点等表述精准,体现专业性;辨析力强,知识面广,教学中没有较明显的知识错误。	
教学效果	目标达成（15分）	必备知识学懂弄通、关键技能会做能做,落点学生健康素养提升。每一个学生在原有基础上有所发展,健康生活经验得到丰富。	
	课堂氛围（15分）	课堂氛围亲切适宜,学生学习兴趣调动充分,师生互动顺畅。学生积极投入,参与面广,兴趣浓厚,情感共鸣,思维活跃,敢于提问。	
	总体评价		

知识拓展

经济合作与发展组织(Organization for Economic Co-operation and Development,OECD)发起的全球教学洞察(Global Teaching InSights,GTI)视频研究项目中,关于学科参与式教学的课堂教学评价分为六个维度,主要聚焦于学生作为主体在师生互动过程中行为、认知和情感参与的持续性、广度和深度。其中,课堂管理和社会情感支持维度作为影响师生互动的外在环境;课堂话语、学科内容质量、认知参与和基于学生理解的评价及回应四个维度作为观测师生互动质量的评价维度。

思考与探究

1. 说一说 健康传播与健康教育的区别?

2. 想一想 健康传播与同伴教育的区别?

3. 做一做 试着多了解校园话剧、情景剧在预防艾滋病健康教育中的运用。

4. 说一说 不同课堂教学评估方式的差别?

5. 想一想 预防艾滋病参与式课堂教学等健康教育课堂评估与其他学科参与式教学课堂评估的相同和不同之处?

6. 做一做 试着设计一份您在师资培训过程中,最感兴趣的预防艾滋病健康教育参与式教学课堂的评估问卷。

▶▶ 章末小测试

一、判断题

1. 学校预防艾滋病健康教育师资作为健康传播工作者,首先要做好医学知识和健康信息的把关人。

2. 有效的健康传播活动,应该充分考虑传播者、信息内容、媒介渠道、受传者、情景、效果等因素。

3. 预防艾滋病健康教育的参与式教学评估,只需要评估学生是否掌握预防艾滋病的基本知识。

二、单选题

下列有关健康教育说法错误的是(　　)

A. 健康教育不等于健康宣教

B. 行为干预是健康教育的核心任务

C. 开展健康教育项目前不需要做需求评估

D. 健康教育与健康促进被公认为有效健康治理的基础性策略

三、多选题

参与式教学评估的类型包含以下哪几种?(　　)

A. 形成评估

B. 过程评估

C. 效果评估

D. 书面评估

参考答案

一、判断题　1. 对;2. 对;3. 错。

二、单选题　C。

三、多选题　ABC。

▶▶ 参考文献

[1] 凯伦,芭芭拉. 健康行为与健康教育理论、研究和实践 [M]. 周华珍,孟静静,译. 北京:中国社会科学出版社,2014.

[2] 吕姿之. 健康教育与健康促进 [M]. 北京:北京大学医学出版社,2014.

[3] 中华人民共和国教育部 . 教育部等五部门关于全面加强和改进新时代学校卫生与健康教育工作的意见 : 教体艺〔 2021 〕7 号 [EB/OL]. (2021-08-10)[2024-07-04]. http://www.moe.gov.cn/srcsite/A17/moe_943/moe_946/202108/t20210824_553917.html.

[4] 余林 . 课堂教学评价 [M]. 北京 : 人民教育出版社 ,2013.

[5] 沈玉顺 . 课堂评价 [M]. 北京 : 人民教育出版社 ,2013.

[6] 郑东辉 , 叶盛楠 . 基于学生视角的课堂评价行为问卷编制与调查 [J]. 全球教育展望 ,2023(5):63-80.

附录：分组方法

1. "兔子舞"

所有学员在户外空地上或教室桌椅移开后的中间,围成一个大圈,培训教师站在中央播放音乐,学员根据歌词中提到的方位进行移动,其间培训教师说"兔子一起有 3 只",则学员们快速 3 人抱团(规则强调:不能和相邻的人抱团,须和远处的人组合),又散开成圈;培训教师再说有 4 只或 5 只……,通常发三轮口令,最后一轮口令即每组的人数,如 6 人一组,最后一轮是兔子有 6 只。

2. 卡片拼图分组

准备足够数量的卡片,每张卡片上印有图案的一部分,确保图案在完整状态下可以被清晰识别(例如,一幅完整的画被切割成若干份)。卡片的数量与参与培训的学员人数相匹配,且每种图案的卡片数量应相同,以满足分组需求。假设有 48 位学员参与培训,希望分成 8 组,每组 6 人,那么就需要准备 8 种不同图案的卡片,每种图案 6 张;手持的卡片能拼成完整图案的学员就可成为一组。在培训开始时,每位学员随机抽取一张卡片,确保每位学员手中的卡片图案各不相同。学员们开始寻找与自己手中卡片图案相匹配的其他学员,以组成一个完整的图案。鼓励学员们积极交流、询问和展示自己手中的卡片,以便更快地找到匹配的伙伴。学员可以利用这段时间相互了解,交流教学经验,为后续的分组活动营造融洽的氛围。当学员们找到与自己卡片的图案匹配的伙伴后,形成一个完整图案的成员就自动被分配到一个小组。

注意事项:

确保卡片数量与人数匹配,避免出现有的学员无法找到匹配伙伴的情况。

图案要清晰、易识别,以便学员们能够迅速识别与自己卡片匹配的伙伴。

鼓励积极交流。在游戏过程中,鼓励学员们积极交流、询问和展示自己手中的卡片,以促进团队合作和沟通。

通过"卡片拼图分组"这个游戏,不仅可有效地将学员分成不同的小组,还能在游戏过程中增进彼此的了解和友谊,为后续的活动打下良好的基础。

3. "快速问与答"分组

设计 5 ~ 10 个快速问答题目,如"你最喜欢的颜色是什么?""你早上通常几点起床?"等。每个问题的答案可以对应一个分组标准,如"喜欢蓝色"的学员分到 A 组,"喜欢红色"的学员分到 B 组,以此类推。在一轮问答结束后,检查各组的人数是否均衡。如果不均衡,可以进行适当的调整或增加一轮问答。确认分组无误后,可以开始后续的拒绝技能练习活动。

注意事项:

确保问题简单易懂,避免引起学员的困惑或不满。

鼓励学员积极参与,即使他们的答案不是最全面的,也要尊重他们的选择。

在分组过程中,保持游戏的趣味性和公平性,让每个学员都能享受到游戏的乐趣。